**SÉRIE EMERGÊNCIAS DE BOLSO**

EDITOR DA SÉRIE: Hélio Penna Guimarães

# ABC da Ventilação Mecânica – 2ª Edição

**Série Emergências de Bolso**

- Guia de Infarto Agudo do Miocárdio
- ABC da Ventilação Mecânica, 2ª edição

SÉRIE EMERGÊNCIAS DE BOLSO

EDITOR DA SÉRIE: Hélio Penna Guimarães

# ABC da Ventilação Mecânica – 2ª Edição

Editores do volume

**José Benedito Morato**

**Priscila Sandri**

**Hélio Penna Guimarães**

ABRAMEDE
ASSOCIAÇÃO BRASILEIRA DE MEDICINA DE EMERGÊNCIA
Onde cada segundo importa!

Atheneu
Rio de Janeiro • São Paulo
2021

*EDITORA ATHENEU*

São Paulo — Tel.: (11)2858-8750
E-mail: atheneu@atheneu.com.br

Rio de Janeiro — Rua Bambina, 74
Tel.: (21)3094-1295
E-mail: atheneu@atheneu.com.br

*CAPA*: Paulo Verardo

*PRODUÇÃO EDITORIAL*: MWS Design

**CIP-BRASIL. CATALOGAÇÃO NA PUBLICAÇÃO**
**SINDICATO NACIONAL DOS EDITORES DE LIVROS, RJ**

A112
2. ed.

ABC da ventilação mecânica / editores do volume José Benedito Morato, Priscila Sandri, Hélio Penna Guimarães ; [coordenação] Hélio Penna Guimarães. - 2. ed. - Rio de Janeiro : Atheneu, 2021.
280 p. ; 18 cm. (Emergências de bolso)

Inclui bibliografia e índice
ISBN 978-65-5586-198-3

1. Respiradores (Medicina). 2. Respiração artificial. I. Morato, José Benedito. II. Sandri, Priscila. III. Guimarães, Hélio Penna. IV. Série.

21-71610 CDD: 615.8362
CDU: 615.816

Leandra Felix da Cruz Candido - Bibliotecária - CRB-7/6135
18/06/2021 21/06/2021

Morato, J. B.; Sandri, P.; Guimarães, H. P.
Emergências de Bolso – ABC da Ventilação Mecânica – 2ª Edição

# Editor da Série

**Hélio Penna Guimarães**
Médico Especialista em Medicina de Emergência, Medicina Intensiva e Cardiologia. Doutor em Ciências pela Universidade de São Paulo – USP. Presidente da Associação Brasileira de Medicina de Emergência – ABRAMEDE – gestão 2020-2021. Médico do Departamento de Pacientes Graves do Hospital Israelita Albert Einstein – HIAE. Médico da Unidade Móvel de Emergência – UME – do HIAE. Professor Afiliado do Departamento de Medicina da Escola Paulista de Medicina – EPM-UNIFESP. Professor Titular de Medicina de Emergência e Medicina Intensiva do Centro Universitário São Camilo – SP.

# Editores do Volume

## José Benedito Morato

Médico Especialista em Pneumologia – Sociedade Brasileira de Pneumologia e Tisiologia – Associação Médica Brasileira – SBPT-AMB e em Medicina Intensiva – Associação de Medicina Intensiva Brasileira – Associação Médica Brasileira – AMIB-AMB. Doutor em Pneumologia pela Faculdade de Medicina da Universidade de São Paulo – FMUSP. Médico Instrutor do Centro de Ensino, Treinamento e Simulação do Hospital do Coração – HCor-CETES.

## Priscila Sandri

Fisioterapeuta Especialista em Clínica Médica pela Escola Paulista de Medicina da Universidade Federal de São Paulo – EPM-UNIFESP. Fisioterapeuta Especialista em Terapia Intensiva Adulto – Associação Brasileira de Fisioterapia Cardiorrespiratória e Fisioterapia em Terapia Intensiva – ASSOBRAFIR. Instrutora do Centro de Ensino, Treinamento e Simulação do Hospital do Coração – HCor-CETES.

## Hélio Penna Guimarães

Médico Especialista em Medicina de Emergência, Medicina Intensiva e Cardiologia. Doutor em Ciências pela Universidade de São Paulo – USP. Presidente da Associação Brasileira de Medicina de Emergência – ABRAMEDE – gestão 2020-2021. Médico do Departamento de Pacientes Graves do Hospital Israelita Albert Einstein – HIAE. Médico da Unidade Móvel de Emergência – UME – do Hospital Israelita Albert Einstein – HIAE. Professor Afiliado do Departamento de Medicina da Escola Paulista de Medicina – EPM-UNIFESP. Professor Titular de Medicina de Emergência e Medicina Intensiva do Centro Universitário São Camilo – SP.

# Colaboradores

## Elaine Cristina Pereira

Fisioterapeuta graduada pela Universidade Estadual Paulista "Júlio de Mesquita Filho" – UNESP. Especialista em Fisioterapia em Clínica Médica - Universidade Federal de São Paulo – UNIFESP. Mestre pela Disciplina de Pneumologia da UNIFESP. Fisioterapeuta do Setor de Internação do Instituto do Câncer do Estado de São Paulo – ICESP. Instrutora do Centro de Ensino, Treinamento e Simulação do Hospital do Coração – CETES-HCor

## Erica Aranha Suzumura

Graduada em Fisioterapia pela Universidade Estadual de Londrina - UEL. Especialista em Fisioterapia Cardiovascular Funcional pelo Instituto Dante Pazzanese de Cardiologia – IDPC. Mestranda pelo Departamento de Medicina Preventiva da Universidade de São Paulo - FMUSP. Pesquisadora do Instituto de Ensino e Pesquisa do Hospital do Coração – IEP-HCor. Instrutora do Centro de Ensino, Treinamento e Simulação do Hospital do Coração – CETES-HCor. Gestora do curso SAFE – Simulação Aplicada à Fisioterapia nas Emergências pelo CETES-HCor

## Karina Normilio-Silva

Graduada em Fisioterapia e Especialista em Fisioterapia em Hospital de Emergência da Faculdade de Medicina de Ribeirão Preto – Universidade de São Paulo – FMRP-USP. Pesquisadora do Instituto de Ensino e Pesquisa do Hospital do Coração – IEP-HCor, integrante do Grupo de Pesquisa Clínica do Instituto do Câncer do Estado de São Paulo – Octavio Frias de Oliveira – ICESP. Instrutora do Centro de Ensino, Treinamento e Simulação do Hospital do Coração – CETES-HCor. Mestranda pelo Departamento de Medicina Preventiva da Faculdade de Medicina da Universidade de São Paulo – FMUSP

**Lígia Nasi Laranjeira**
Fisioterapeuta graduada pela Pontifícia Universidade Católica de Campinas – PUCC. Especialista em Fisioterapia Cardiovascular Funcional pelo Instituto Dante Pazzanese de Cardiologia – IDPC. Pesquisadora do Instituto de Ensino e Pesquisa do Hospital do Coração – IEP-HCor. Instrutora do Centro de Ensino, Treinamento e Simulação do Hospital do Coração – CETES-HCor. Gestora do curso SAFE – Simulação Aplicada à Fisioterapia nas Emergências pelo CETES-HCor

**Marcela Salvador Galassi**
Graduada em Fisioterapia pela Universidade Federal de São Carlos – UFSCar. Especialista em Clínica Médica pela Universidade Federal de São Paulo – UNIFESP. Mestranda do Departamento de Pediatria da UNIFESP. Fisioterapeuta da Unidade de Pacientes Graves do Hospital Israelita Albert Einstein – HIAE. Instrutora do Centro de Ensino, Treinamento e Simulação do Hospital do Coração – CETES-HCor

# Dedicatórias

A todos os que se dedicam a cuidar dos pacientes gravemente enfermos nos Departamentos de Emergência e Unidades de Terapia Intensiva de todo o país. Vivemos tempos áridos e sombrios. O nosso especial respeito e agradecimento por seu valoroso e incansável trabalho! Que todo labor, suor, dedicação e privação sejam recompensados no fim de sua jornada.

A todos os familiares dos profissionais da saúde que compartilham nossa angústia e cansaço. Vocês são o amparo e a tranquilidade que precisamos.

A todos que perderam um familiar, amigo ou ente querido durante a pandemia da COVID-19: nosso sincero respeito.

À Editora Atheneu, por sua contínua parceria e dedicação na conclusão de mais uma obra.

*Os Autores*

# Apresentação da Série

A *Série Emergências de Bolso* tem por finalidade propiciar a publicação de guias de rápida consulta, aperfeiçoar a inserção de protocolos clínicos, solucionar dúvidas pontuais e orientar passos na vasta área do conhecimento da Medicina de Urgência e Emergência.

A Série não tem a intenção de substituir os livros-texto robustos e completos, como os manuais ou tratados mas, como bem diz o seu próprio título, tem o firme propósito de ser um sólida companheira dos plantões, inserida nos bolsos dos jalecos e *scrubs*, e pronta a dar suporte diário necessário para as fundamentais dúvidas práticas de "beira-leito".

*Editor da Série*

# Prefácio

Este livro surgiu do convívio diário com inúmeros colegas médicos, fisioterapeutas e enfermeiros nas UTIs e nos Departamentos de Emergência em que trabalhamos. Muitos nos referiam sobre as inúmeras horas de estudo já dedicadas, a dificuldade de entender/operacionalizar a "temida" ventilação mecânica e compreender seu "*ventilês*" peculiar.

A sensação de se sentir Édipo frente à esfinge, prestes a ser devorado, ou Davi frente a Golias, trêmulo diante do desafio, como nos confidenciou um colega, em tom de anedota, bloqueia o aprendizado desse procedimento tão fundamental para a prática da Medicina de Urgência e Emergência e da Medicina Intensiva.

Este livro é nossa pequena contribuição na tentativa de tornar a "travessia do deserto... menos árida possível". A ideia do "ABC" surge como a criação de um mapa inicial com a pretensão de amenizar as angústias e "exorcizar" medos da ventilação mecânica, tornando este pequeno guia uma fonte de apoio prático para os seus primeiros estudos e passos na ventilação mecânica.

Vivemos tempo desoladores. Nunca a VENTILAÇÃO MECÂNICA foi tão valorizada e necessária.

A segunda edição foi inteiramente revisada e ampliada.

Esperamos que o nosso livro possa auxiliar o aprendizado e reduzir as suas dúvidas. Bons estudos!

# Sumário

Capítulo 1

# Dicionário "*Ventilês*-Português"

# Introdução

Para compreender o processo da ventilação mecânica, é necessário familiaridade com alguns termos de uso diário:

- **Auto-PEEP ou PEEP intrínseca:** pressão ou estresse gerados de maneira patológica pelo volume de ar aprisionado nos alvéolos. A ocorrência desse fenômeno é observada principalmente em decorrência do tempo expiratório insuficiente para o esvaziamento alveolar. Observamos sua ocorrência, principalmente, em pacientes com doenças obstrutivas (asma, DPOC).

- **Ciclagem:** é a passagem da fase inspiratória para a fase expiratória.

- **Complacência:** modo que o parênquima pulmonar consegue acomodar o volume de ar que entra nos pulmões a cada ciclo respiratório, ou seja, a capacidade de distender quando insuflado. Quando a complacência é baixa, inferimos que o pulmão é mais "rígido ou duro", ou seja, reage mal a pressão inspiratória ofertada.

- **Desmame:** refere-se ao processo de transição da ventilação artificial para a espontânea nos pacientes que permanecem em ventilação mecânica invasiva por tempo superior a 24 horas.

• **Disparo:** é a transição da face expiratória para a fase inspiratória.

• ***Drive* respiratório:** representa o estímulo do centro respiratório, ou seja, o comando cerebral dado para a musculatura respiratória. O estímulo ou *drive* respiratório é um dos reflexos mais básicos e importantes do tronco cerebral. Alterações do *drive* respiratório podem ser observadas nos padrões anormais de respiração: *Cheyne-Stokes, Kussmaul, Biot*, dentre outras.

• **Fração inspirada de oxigênio ($FiO_2$):** concentração ou teor de oxigênio ofertado ao paciente.

• **Modalidades ventilatórias:** é o modo pelo qual os ciclos ventilatórios serão disponibilizados pelo ventilador. Assistido-controlado, SIMV, Pressão de Suporte, etc. Ver adiante.

• **Modo ventilatório:** é a maneira pela qual serão controlados os ciclos ventilatórios. Ser ou não ser... Pressão ou Volume... eis a questão...

• **Onda de fluxo:** pode ser traduzida, de um modo grosseiro, como a aceleração necessária para atingir a taxa de fluxo ajustada.

• **Onda de fluxo desacelerada:** aceleração inicial mais intensa no início e que se reduz ao longo da fase inspiratória. Ver adiante.

- **Onda de fluxo quadrada:** aceleração constante ao longo de todo a fase inspiratória. Ver adiante.

- **$PaO_2$**: é a pressão parcial ou "quantidade" de oxigênio dissolvida no sangue arterial (hemoglobina e plasma). O valor normal, para pacientes adultos, é de 80 a 100 mmHg ao nível do mar, lembramos que a $PaO_2$ sofre variação com a idade. O cálculo da $PaO_2$ ideal ou estimada para determinado paciente será exposto posteriormente.

- **Pausa inspiratória ou PAUSA INSP ou *Insp Hold:*** é a aplicação de uma pausa ao fim da fase inspiratória, por meio do acionamento de uma tecla específica (ver manual do ventilador). Pode ser de modo manual (intermitente) ou automática (todo ciclo respiratório). Essa manobra permite a aferição da pressão de platô.

- **PEEP ou PEEP extrínseca:** pressão positiva no final da expiração. Aplicada por meio do ajuste da tecla específica. A válvula expiratória gera resistência durante a fase expiratória (desculpem o pleonasmo). Tem como objetivos promover a abertura de unidades pulmonares mal ventiladas e melhorar a oxigenação/troca gasosa. O ajuste deve ser individualizado de acordo com a patologia/condição clínica.

- **Pressão de pico:** ponto mais alto de pressão atingido na via aérea durante o ciclo respiratório. **Parâmetro de alerta. Deve ser mantida abaixo de 40 $cmH_2O$.**

- **Pressão de platô:** é a pressão ou tensão aplicada às pequenas vias aéreas e alvéolos, durante a fase inspiratória da ventilação mecânica, sua medida é facilmente realizada por meio da aplicação de uma pausa inspiratória. **Parâmetro de alerta. Deve ser mantida abaixo de 35 $cmH_2O$.**

- **PRONA:** é o posicionamento de pacientes com hipoxemia grave em decúbito ventral. O objetivo da posição é reduzir a pressão hidrostática no pulmão dorsal e, assim, obter a melhora da troca gasosa e redução da lesão pulmonar induzida pela ventilação mecânica.

- **Recrutamento:** consiste em aumentar a pressão transpulmonar (pressão controlada e PEEP) de modo breve e controlado, com a finalidade de reabertura de alvéolos previamente colapsados.

- **Relação inspiração/expiração:** é a composição ou divisão dos tempos das partes do ciclo respiratório, quanto do ciclo é dedicado à inspiração e à expiração (ver adiante).

- **Resistência:** é a propriedade das vias aéreas em resistir à entrada ou saída do ar, ou seja, pacientes com aumento da resistência das vias aéreas apresentam maior trabalho muscular, gasto energético e tempo total da ventilação mecânica.

- **Sensibilidade:** é a força mínima ou "sinalização" que o paciente deve gerar para que o ventilador perceba sua necessidade de respirar.

- **Taxa de fluxo:** velocidade de entrada do ar durante a inspiração. Pode ser ajustada pelo operador (modo VCV, ver adiante) ou variável (modo PCV, ver adiante).

- **Toxicidade relacionada com o oxigênio:** efeitos adversos ao uso de altas concentrações de oxigênio ($FiO_2 > 0{,}60$ ou 60%).

- **Trabalho muscular respiratório:** representa o gasto energético durante a respiração. O movimento dos músculos respiratórios (diafragma, músculos intercostais internos/externos e acessórios) gera consumo de glicose e oxigênio. O uso intenso da musculatura respiratória pode gerar metabolismo anaeróbio, fadiga e consequentemente insuficiência respiratória.

- **Volume-minuto:** é a quantidade de gás que circula em um minuto dentro dos pulmões; nada mais é do que o volume corrente × frequência respiratória.

- **Volume corrente expiratório:** é a quantidade de gás que sai (expiração) dos pulmões a cada ciclo respiratório.

- **Volume corrente inspiratório:** é a quantidade de gás que entra (inspiração) nos pulmões a cada ciclo respiratório.

- **Volutrauma:** lesão pulmonar induzida pela ventilação mecânica. Secundária à insuflação pulmonar excessiva e hiperdistensão alveolar localizada ou generalizada.

Capítulo 2

# Ciclo Respiratório

O ciclo respiratório fisiológico é composto por duas fases: inspiração e expiração (Quadro 2.1). Na ventilação mecânica (VM), o fenômeno é semelhante, porém com algumas particularidades, decorrentes do modo de funcionamento dos ventiladores.

| Quadro 2.1: Experiência 1 |
|---|
| Inspire e expire lentamente. Tente observar quatro etapas: |
| **1.** Inspiração: período de insuflação pulmonar. |
| **2.** Pequena pausa antes da expiração. |
| **3.** Expiração: período de desinflação pulmonar. |
| **4.** Pequena pausa antes da próxima inspiração. |

Em *ventilês*, o ciclo respiratório é composto por essas quatro fases:

**1. Fase inspiratória:** período de insuflação pulmonar, abertura da válvula inspiratória e entrada do fluxo de gás. O volume corrente ofertado expande os pulmões e gera pressão sobre o sistema respiratório. O ponto máximo atingido é chamado de pressão de pico (pressão máxima das vias aéreas). A aplicação de uma pequena pausa (pausa inspiratória) permite uma "homogeneização" e aferição da pressão/tensão do espaço alveolar ou "pressão de platô".

**2. Ciclagem ou mudança da fase inspiratória para a fase expiratória:** nesse período, há a transição da inspiração para a expiração. A válvula inspiratória fecha. O critério de mudança será determinado pelo modo e pela modalidade ventilatória disponíveis (ver adiante).

**3. Fase expiratória:** fase de desinsuflação pulmonar, abertura da válvula expiratória e saída do fluxo de gás. Os pulmões encolhem, e a pressão expiratória no final da expiração, a PEEP, é mantida no interior dos alvéolos, evitando o seu colabamento, ou seja, o pulmão permanecerá "armado".

**4. Disparo ou mudança da fase expiratória para a fase inspiratória:** nessa fase, observa-se um curto repouso antes do início do próximo ciclo respiratório. Sua duração é determinada pela frequência respiratória; quanto maior a frequência, menor o tempo de repouso. A válvula expiratória então se fecha.

Capítulo 3

# Ajustes Iniciais

# Introdução

Diversos parâmetros são comuns entre os modos e as modalidades utilizados durante a ventilação mecânica.

Para que possamos iniciar a ventilação mecânica, é necessário o conhecimento sobre os modos e as modalidades? Sim, sem dúvida. Não podemos esquecer os diversos parâmetros e seus ajustes, mas calma, não entre em pânico.

Assim, iniciaremos com o significado e importância dos ajustes.

# Fração Inspirada de Oxigênio ($FiO_2$)

A fração inspirada de oxigênio ($FiO_2$) é a concentração ou teor de oxigênio ofertada ao paciente. Em condições fisiológicas, respiramos a uma concentração de oxigênio presente no ar ambiente de cerca de 21% (ou 0,21), salvo na altitude, onde o ar é mais rarefeito, bem como a concentração de oxigênio.

A avaliação dessa necessidade pode ser feita pela oximetria de pulso ou pela gasometria arterial.

A oximetria é um método não-invasivo que permite uma análise momentânea e da tendência da oxigenação arterial, porém é menos fidedigna que a gasometria arterial.

A gasometria arterial permite a avaliação de diversos parâmetros fundamentais, dentre outros: estimar a gravidade, tipo de distúrbio ventilatório, manejo ventilatório do paciente. Constitui método invasivo e passível de complicações vasculares.

Agora vamos introduzir outros conceitos:

- Hipoxemia é definida por valores da $PaO_2 < 80$ mmHg em ar ambiente. Constitui sinal de alerta.

• Hiperóxia é definida por valores de $PaO_2$ > 120 mmHg em ar ambiente e constitui sinal de oferta excessiva de oxigênio.

O cálculo da $PaO_2$ ideal ou esperada para o paciente pode ser feita pela fórmula de Sorbini. A comparação com da $PaO_2$ obtida pela gasometria arterial deve ser sempre realizada em ar ambiente. Caso o paciente esteja em uso de oxigenoterapia; seja pela gravidade inicial... tempo de demora para coleta... essa comparação não pode ser realizada.

$PaO_2$ ideal ($FiO_2$: 0,21) = 109 - (0,43 × idade).

## Exercício 3.1

Qual a $PaO_2$ ideal de uma paciente com 45 anos?

$PaO_2$ ideal ($FiO_2$: 0,21) = 109 - (0,43 × 45).

$PaO_2$ ideal ($FiO_2$: 0,21) = 109 - 19,35.

$PaO_2$ ideal ($FiO_2$: 0,21) = 89,65 mmHg.

## Exercício 3.2

A gasometria arterial revela $PaO_2$: 65,2 mmHg, qual a sua interpretação?

Paciente com $PaO_2$ abaixo do considerado como ideal para a faixa etária. Parâmetro de alerta.

Quando indicamos a intubação orotraqueal e a ventilação mecânica, exceto nas condições eletivas, como procedimentos cirúrgicos, estamos frente a um paciente com um agravo significativo à sua saúde, provavelmente em uma situação de desconforto respiratório e/ou baixa oxigenação tecidual (hipóxia).

As diretrizes da SBPT (Sociedade Brasileira de Pneumologia e Tisiologia) e da AMIB (Associação Medicina Intensiva Brasileira), publicadas em 2013, definiram parâmetros a serem seguidos/padronizados, a fim de uniformizar as condutas, nas diversas situações que demandam o emprego da VM.

Sempre que for iniciada a ventilação, devemos ajustar a $FiO_2$ o suficiente para manter $SatO_2$ entre 93% e 97% (Quadro 3.1). Após a estabilização do paciente, podemos, então, titular a fração/teor para o valor mínimo que mantenha uma oxigenação adequada.

| **Quadro 3.1: Diretrizes Brasileiras de Ventilação Mecânica (2013)** |
|---|
| $FiO_2$ inicial: o suficiente para manter $SatO_2$ entre 93% e 97%, salvo em situações específicas: |
| • Pacientes obstrutivos (asma e DPOC): $SatO_2$ entre 92% e 95%. |
| • Pacientes com síndrome do desconforto respiratório agudo (SDRA) $SatO_2 > 92\%$. |

Em VM, apesar da tranquilidade aparente ou satisfação em manter um paciente com $SatO_2$ 98%... 99%... 100%, há um risco "invisível": **a toxicidade relacionada ao oxigênio!**

Quanto mais $FiO_2$ utilizada, maior a concentração de radicais livres de oxigênio ou simplesmente radicais livres. Essas moléculas são muito lesivas à superfície celular e são responsáveis por várias entidades patológicas, como retinopatia do recém-nato, atelectasia de absorção, displasia broncopulmonar, aterosclerose, dentre outras.

A correção de oferta de oxigênio pode ser feita pela fórmula abaixo:

$$FiO_2 \text{ corrigida} = \frac{(FiO_2 \text{ ofertada} \times PaO_2 \text{ ideal})}{PaO_2 \text{ encontrada}}$$

## Exercício 3.3

Paciente, 55 anos, hipertenso, diabético tipo II e portador de enfisema pulmonar. Deu entrada no pronto-socorro com sinais de insuficiência respiratória aguda (torporoso, com esforço respiratório e uso de musculatura acessória cervical). Saturação de $O_2$ ar ambiente de 85%.

| Gasometria arterial (pré-IOT) | Gasometria arterial (pós-IOT) |
|---|---|
| pH 7, 29 | pH 7, 36 |
| $PaCO_2$ 55 mmHg | $PaCO_2$ 35 mmHg |
| $PaO_2$ 54 mmHg | $PaO_2$ 144 mmHg |
| $HCO_3$ 18,7 | $HCO_3$ 15,7 |
| BE -3,4 | BE -5,4 |
| Sat 85% | Sat 99% |
| $FiO_2$: 0,21 | $FiO_2$: 0,7 |

Nessa condição, qual é a sua opinião sobre a gasometria pós-intubação orotraqueal? Adequada? Inadequada?

Aparentemente, a gasometria pós-IOT está maravilhosa... a hipoxemia e hipercapnia estão corrigidas. Entretanto, a oferta de oxigênio está excessiva.

Como fazer a correção? Pela fórmula abaixo:

$$FiO_2 \text{ corrigida} = \frac{(FiO_2 \text{ ofertada} \times PaO_2 \text{ ideal})}{PaO_2 \text{ encontrada}}$$

Inicialmente, precisamos calcular a $PaO_2$ ideal, relembrando a fórmula de Sorbini.

$PaO_2$ ideal ($FiO_2$: 0,21) = 109 - (0,43 × idade)

$PaO_2$ ideal ($FiO_2$: 0,21) = 109 - (0,43 × 55)

$PaO_2$ ideal ($FiO_2$: 0,21) = 109 - (0,43 × idade)

$PaO_2$ ideal ($FiO_2$: 0,21) = 109 - 23,65

$PaO_2$ ideal ($FiO_2$: 0,21) = 83,35

Agora vamos calcular a $FiO_2$

$$FiO_2 \text{ corrigida} = \frac{0{,}7 \times 83{,}35}{144}$$

$$FiO_2 \text{ corrigida} = \frac{58{,}34}{144}$$

$$FiO_2 \text{ corrigida} = 0{,}40 \text{ ou } 40\%$$

A titulação da $FiO_2$ pode ser feita pela oximetria de pulso, porém de uma maneira menos acurada.

# Frequência Respiratória

A frequência respiratória é o número de incursões respiratórias em um minuto (rpm). A frequência respiratória normal, em condições fisiológicas, é de 12 rpm. Na VM, são utilizadas três definições para a frequência, que podem ser vistas no Quadro 3.2.

1. **Frequência controlada ou programada:** frequência ajustada no painel do ventilador pelo operador.

2. **Frequência espontânea:** número de respirações realizadas pelo esforço do paciente. A frequência espontânea sofre influência de diversos fatores, como, por exemplo, sedação, utilização de bloqueadores neuromusculares, febre, dor, ansiedade, dentre outros.

3. **Frequência total:** frequência programada + espontânea.

No Quadro 3.2, há um exemplo das frequências e um exercício.

| Quadro 3.2: Exemplo – frequência respiratória |
|---|
| Frequência programada: 12 rpm |
| Frequência espontânea: 6 rpm |
| Frequência total: frequência programada + espontânea |
| Frequência total: 12 + 6 = 18 rpm |
| Exercício |
| Frequência respiratória programada: 12 rpm |
| Frequência total: 20 rpm |
| Sensibilidade de pressão: 2 $cmH_2O$ |
| PEEP: 5 $cmH_2O$ |
| _______ respirações disparadas pelo critério de tempo (programadas) |
| _______ respirações disparadas pelo critério de sensibilidade (espontâneas) |

Após a intubação orotraqueal, o intuito da ventilação é garantir a troca gasosa, ou seja, as *Diretrizes*, que estão especificadas no Quadro 3.3.

| Quadro 3.3: Diretrizes Brasileiras de Ventilação Mecânica (2013) |
|---|
| Frequência respiratória inicial (controlada ou programada): 12-16 rpm. |
| Reavaliar assim que estiver disponível a primeira gasometria e tentar ajustar o pH na gasometria e não o $PaCO_2$. |

Em condições fisiológicas, essa pressão ou força para evitar o colabamento pulmonar é dada pelo fechamento das cordas vocais/epiglote e pela manutenção do surfactante alveolar (Experiência 2 – Quadro 3.4).

| Quadro 3.4: Experiência 2 – prática para entender a PEEP |
|---|
| **1.** Pegue um balão. |
| **2.** Encha-o, mas não amarre e cuidado para não cometer um "barotrauma" (estourar). |
| **3.** Nesse momento, você deve notar que será necessário manter uma resistência ou uma pressão para mantê-lo aberto; caso contrário, ele murchará (colaba). |
| Resultado da experiência |
| É necessária uma pressão mínima para evitar que o balão/pulmão colabe! |

Durante o procedimento de intubação orotraqueal, caso deixemos o paciente em ar ambiente como se ventilando com apenas o *snorkel* (tubo de mergulho, para os não mergulhadores), o pulmão gradativamente sofrerá colabamento/colapso (atelectasia).

Após a conexão com o ventilador mecânico, devemos, então, sempre utilizar uma pressão mínima para evitar o colabamento/colapso. Na VM, o termo que define tal pressão mínima é *pressão positiva expiratória final* ou, para os íntimos, "PEEP".

No Quadro 3.5, estão especificados os valores recomendados para PEEP inicialmente

| Quadro 3.5: Diretrizes Brasileiras de Ventilação Mecânica (2013) |
| --- |
| PEEP inicial: 3-5 $cmH_2O$ |

# Sensibilidade

A capacidade de sentir é ter sensibilidade. A capacidade de um aparelho de reagir às mudanças é a sensibilidade de um ventilador mecânico (Vmec). Na VM, o paciente deve gerar um gradiente de pressão negativa no interior do tubo endotraqueal, circuito do ventilador e sensores do ventilador.

A sensibilidade é a força que o paciente deve realizar para que o ventilador reaja (dispare) e o seu ajuste nada mais é do que determinar quanto mais fácil ou mais difícil será para o paciente provocar a reação do ventilador.

A sensibilidade pode ser definida a fluxo ou a pressão. Quanto maior o valor, mais difícil para o paciente disparar o Vmec. Teoricamente, o modo de fluxo é mais sensível para detectar o esforço do paciente. Já o modo positivo é bastante empregado na pediatria, já que os pequenos não têm tanta "força" como os adultos. E para pacientes adultos, utilizamos a pressão, que se apresenta de modo negativo. No Quadro 3.6, estão listados os valores sugeridos para sensibilidade.

| Quadro 3.6: Valores médios de sensibilidade |
|---|
| • Disparo a pressão: –0,5 a –2 $cmH_2O$ |
| • Disparo a fluxo: 1 a 5 L/min |

# Volume Corrente

É o valor de gás que entra (inspiração) e sai (expiração) dos pulmões a cada ciclo respiratório, correspondendo a cerca de 500 mL em condições fisiológicas.

O volume corrente varia de acordo com as características individuais, como por exemplo, homem/mulher, criança/jovem/adulto/idoso, repouso/esforço.

Devemos lembrar que os pulmões não sofrem alteração, com o famoso "efeito sanfona" (pulmões não "engordam e emagrecem"); assim, precisamos aplicar uma fórmula simples, de acordo com a altura de cada paciente e gênero ou sexo do paciente (Quadro 3.7).

| Quadro 3.7: Cálculo do peso predito pela estatura |
|---|
| **Gênero masculino:** 50 + 0,91(altura em cm - 152,4) |
| **Gênero feminino:** 45,5 + 0,91(altura em cm - 152,4) |

Na VM, há dois volumes correntes:

- **Volume corrente inspiratório:** é quantidade de ar que entra nos pulmões durante a inspiração.

- **Volume corrente expiratório:** é quantidade de ar que sai dos pulmões durante a expiração. Isso é muito relevante! Não podemos esquecer que durante o uso de um ventilador mecânico necessitamos de circuito, umidificador e prótese. Assim, nem todo volume oferecido na inspiração chega efetivamente ao espaço alveolar. O volume corrente expiratório representa a quantidade de gás que chegou ao espaço alveolar e é utilizado como referência para os cálculos de mecânica respiratória (Quadro 3.8).

| **Quadro 3.8: Recordando!** |
|---|
| **Volume corrente inspiratório:** volume de ar que chega às vias aéreas |
| **Volume corrente expiratório:** volume de ar que sai das vias aéreas. É o volume utilizado para os cálculos de mecânica respiratória (ver Capítulo 11 – *Mecânica Ventilatória*) |

Imagine dois gêmeos que serão submetidos a um mesmo procedimento cirúrgico. Ambos com 1,80 m de altura e 30 anos de idade, porém um (A) com 120 kg e o outro (B) com 70 kg. Considerando-os pacientes normais, e utilizando os valores habitualmente empregados durante um procedimento anestésico, podemos calcular o volume corrente dos dois, de acordo com o Quadro 3.9.

| **Quadro 3.9: Volume corrente: 8-10 mL/kg** |
|---|
| Volume corrente (A): 8 × 120 ou 10 × 120 = volume corrente 960-1.200 mL |
| Volume corrente (B): 8 × 70 ou 10 × 70 = volume corrente 560-700 mL |

- O anestesista responsável pela cirurgia do paciente A utilizou: 1.000 mL.

- O anestesista responsável pela cirurgia do paciente B utilizou: 550 mL.

Minutos depois, ocorre uma parada cardiorrespiratória no paciente A...

- **Diagnóstico:** pneumotórax hipertensivo!

- **Causa:** volutrauma ou lesão induzida pela utilização de volumes correntes excessivos.

A situação poderia ter sido evitada? Provavelmente... Como? Seguindo as recomendações das *Diretrizes Brasileiras de Ventilação Mecânica (2013)*, que recomendam:

- Peso ideal/predito e não o peso real/aferido.

- Volume corrente 8-10 mL/kg para procedimentos anestésicos.

Voltando à cirurgia dos gêmeos: calcule agora qual o volume corrente que deveria ter sido utilizado.

Começamos pelo cálculo do peso predito. Cálculo do peso predito pela estatura: no caso dos pacientes A e B, ambos são do gênero masculino: 50 + 0,91 (altura em cm -152,4) (Quadro 3.10).

| Quadro 3.10: Cálculo do peso predito pela estatura (A e B): 1,80 m |
|---|
| Peso predito: 50 + 0,91(180 - 152,4) |
| Peso predito: 50 + 0,91 (27,6) |
| Peso predito: 50 + 25,11 |
| Peso predito: 75,11 kg |

Cálculo do volume corrente ideal por meio do peso predito pela estatura que nesse caso é 75,11 kg, no caso do volume corrente sob anestesia é de 8-10 mL/kg peso predito (Quadro 3.11).

| Quadro 3.11: Peso predito estipulado para A e B × volume corrente ideal |
|---|
| Volume corrente ideal: 6 × 75,11 |
| Volume corrente ideal: *450* mL |

Portanto, a ocorrência do pneumotórax e da parada cardiorrespiratória do paciente A poderia ter sido evitada, caso o procedimento tivesse obedecido às recomendações das *Diretrizes Brasileiras de Ventilação Mecânica (2013)*.

# Volume-minuto

O volume-minuto (Vmin) corresponde ao "valor total" de ar que circula em um minuto, ou seja, volume corrente (VC) multiplicado pela frequência respiratória (f) medida em um minuto. Em condições fisiológicas o valor varia entre 5-8 L/minuto (Quadro 3.12).

| Quadro 3.12: Reforço |
|---|
| **Volume-minuto:** frequência respiratória × volume corrente expiratório |

Apesar de ser um termo simples, o volume-minuto é um dos principais fatores que determinam as concentrações arteriais e alveolares de dióxido de carbono ($CO_2$) e oxigênio. Assim, alterações significativas (aumento ou redução) do volume-minuto irão interferir nos valores do pH e a $PaCO_2$ (Quadro 3.13).

| Quadro 3.13: Lembrete |
|---|
| • Hipercapnia ou aumento da concentração de $CO_2$ arterial, $PaCO_2 > 45$ mmHg) |
| • Hipocapnia ou redução da concentração de $CO_2$ arterial, $PaCO_2 < 45$ mmHg) |

- **Situações em que o pH está baixo:** por exemplo, na cetoacidose diabética, o volume-minuto caminha na direção oposta, ou seja, o centro respiratório aumenta o Vmin, na tentativa de equilibrar sua relação com o pH.

- **Situações em que o pH está alto:** por exemplo, em situações de hiperêmese (perda de suco gástrico), o Vmin caminha na direção oposta, ou seja, o centro respiratório reduz o Vmin, na tentativa de equilibrar sua relação com o pH.

Na VM, o valor ideal de volume-minuto deve ser aquele capaz de manter o pH dentro da normalidade. No Quadro 3.14, está especificado o cálculo para o volume-minuto

Vamos calcular o Vmin (Quadro 3.14) dos irmãos A e B?

| **Quadro 3.14: Cálculo do volume-minuto ideal de A e B** |
|---|
| Volume-minuto ideal = 100 mL/kg × cálculo do peso predito pela estatura (A e B): |
| Volume-minuto ideal: 100 × 75,11 |
| Volume-minuto ideal: 7,50 litros |

O volume-minuto de 7,5 litros é o preconizado "alvo" para os gêmeos durante o procedimento cirúrgico, a fim de manter o pH e a $PaCO_2$ dentro da faixa de normalidade.

O disparo do ventilador mecânico significa o modo como ele inicia uma ventilação/respiração: tempo ou sensibilidade.

## Disparo a tempo

Na VM, quando ajustamos a frequência respiratória no ventilador, estamos selecionando qual será o intervalo de tempo que o ventilador iniciará um ciclo respiratório de modo automático (Quadro 3.15).

| Quadro 3.15: Exemplo |
|---|
| Ventilador ajustado com f de 12 rpm |
| Janela de tempo = $\frac{60 \text{ segundos}}{12}$ |
| Janela de tempo = 5 segundos |
| *Resumo:* cada ciclo respiratório durará 5 segundos. |

Nessa situação, caso o paciente não faça esforço (disparo), ocorrerá um ciclo respiratório.

De acordo com o Quadro 3.16, calcule a janela de tempo para uma frequência respiratória de 20 rpm.

| **Quadro 3.16: Exercício** |
|---|
| Calcule a janela de tempo para uma frequência respiratória de 20 rpm |
| Janela de tempo = $\frac{\text{60 segundos}}{20}$ |
| Janela de tempo =________segundos |
| *Resumo:* cada ciclo respiratório durará______segundos. |

Nessa situação, caso o paciente não faça esforço (disparo), ocorrerá um ciclo respiratório.

## Disparo a sensibilidade

Nesse modo de disparo, o início do ciclo respiratório (inspiração) é iniciado pelo paciente, ou seja, o centro respiratório gera o estímulo que aciona a musculatura respiratória. O gradiente de força gerado ativa o sensor e o ventilador mecânico "entende" que o paciente quer respirar.

Os valores recomendados pelas *Diretrizes Brasileiras de Ventilação Mecânica (2013)* estão no Quadro 3.17.

| **Quadro 3.17: Valores médios de sensibilidade** |
|---|
| • Disparo a pressão: –0,5 a –2 $cmH_2O$ |
| • Disparo a fluxo: 1 a 5 L/min |

# Relação Inspiração/Expiração

A respiração do dia a dia é composta de duas fases, uma inspiratória e outra expiratória, sendo a primeira habitualmente mais curta e a segunda mais longa. Durante a ventilação mecânica, observamos o mesmo fenômeno, que na VM é denominado relação inspiração/expiração ou relação insp./exp. ou, ainda, relação I:E.

No ventilador, a fase inspiratória também deve ser mais curta, para permitir a completa exalação do ar.

Caso contrário, ocorrerá o aprisionamento aéreo ou auto-PEEP (ver Capítulo 11 – *Mecânica Ventilatória*).

Devemos manter em teoria a condição fisiológica da respiração, em VM, mantê-la entre 1:2 e 1:3 (Quadros 3.18 e 3.19).

| Quadro 3.18: Traduzindo a relação 1:2 |
| --- |
| Dividimos o ciclo respiratório em três partes:<br>• 1 parte para a inspiração<br>• 2 partes para a expiração |
| Utilizando esse exemplo, um paciente respirando 12 vezes em um minuto, cada ciclo respiratório durará 5 segundos. |
| Nesse caso, a inspiração deverá durar 1,7 segundo, e a expiração, 3,3 segundos, aproximadamente. |
| Exemplo: |
| Relação 1:2 com janela de tempo de 5 segundos |
| Tempo inspiratório: 1,3 segundo |
| Tempo expiratório: 2,7 segundos |

| Quadro 3.19: Traduzindo a relação 1:3 |
| --- |
| Dividimos o ciclo respiratório em quatro partes:<br>• 1 parte para a inspiração<br>• 3 partes para a expiração |
| Um paciente respirando 15 vezes em um minuto: cada ciclo respiratório durará 4 segundos. |
| Nesse caso, a inspiração deverá durar 1 segundo, e a expiração, 3 segundos, aproximadamente. |
| Exemplo: |
| Relação 1:3 com janela de tempo de 4 segundos |
| Tempo inspiratório: 1 segundo |
| Tempo expiratório: 3 segundos |

Determinadas situações, sobretudo em pacientes obstrutivos (asma e DPOC) com crises muito graves, pode ser necessária a utilização de valores inferiores de relação, ou seja, 1:4 ou 1:5 para permitir o esvaziamento pulmonar.

Capítulo 4

# Componentes do Circuito e Rede de Gases

Para montar um ventilador mecânico precisamos entender e conhecer as peças do circuito do ventilador e os componentes da rede de gases. São eles:

- **Expansão ou "traqueinha" (Figura 4.1):** utilizada para melhorar a mobilidade da conexão entre do Y e a prótese traqueal.

- **Conexão em Y (Figura 4.2):** essa peça será conectada à cânula ou traqueostomia do paciente. Ela permite a junção dos ramos inspiratório e expiratório do paciente.

- **Traqueia (Figura 4.3):** mangueira destinada a transportar o fluxo de gases gerados pelo ventilador mecânico até o paciente. Nos ventiladores invasivos, utilizamos no mínimo duas peças, uma para o ramo inspiratório e outra para o expiratório.

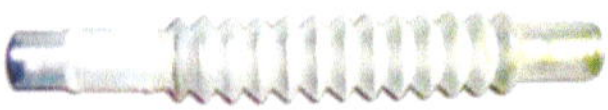

**Figura 4.1:** Expansão ou "traqueinha".

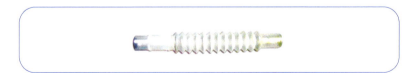

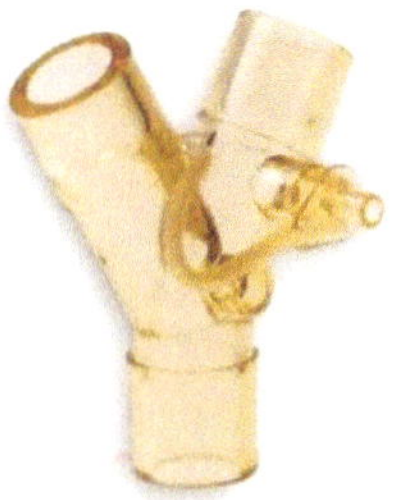

**Figura 4.2:** Conexão em Y.

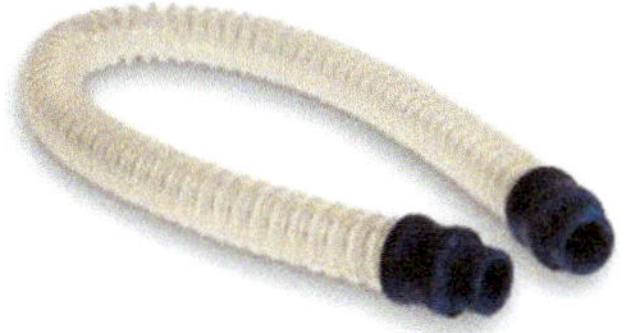

**Figura 4.3:** Traqueia.

• **Coletor de água (Figura 4.4):** reservatório para coleta da água precipitada no circuito do paciente. É necessário quando utilizamos umidificador aquecido. Não confundir com nebulizador.

Os umidificadores "substituem" o trato respiratório superior (nariz e seios paranasais) aquecendo e umidificando o ar inspirado. Podemos utilizar dois tipos de umidificadores:

• **Umidificador aquecido (Figura 4.5):** tem como desvantagens uma maior condensação no circuito do paciente

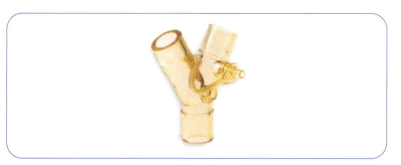

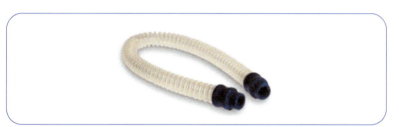

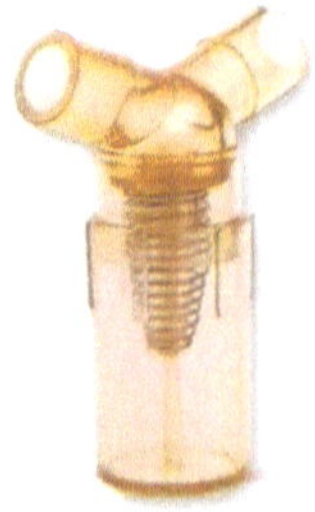

**Figura 4.4:** Coletor de água.

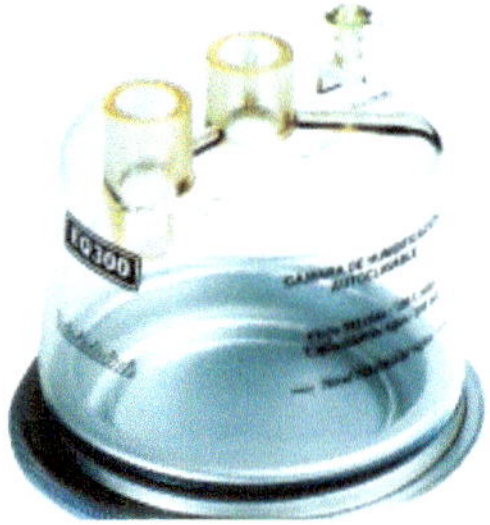

**Figura 4.5:** Umidificador aquecido.

(sendo uma fonte de proliferação bacteriana), risco de resfriamento ou aquecimento da mucosa e maior tempo de trabalho da equipe. O uso do umidificador aquecido aumenta o número de conexões necessárias (Figura 4.6), além de ser necessário uma fonte elétrica e um reservatório de água para o seu funcionamento.

- **Permutadores de calor (*HMEs – Heat and Moisture Exchanger*) (Figura 4.7):** opção disponível quando não utilizar o

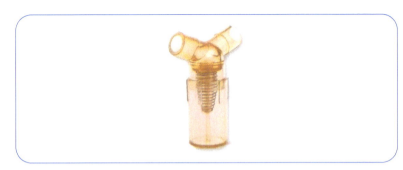

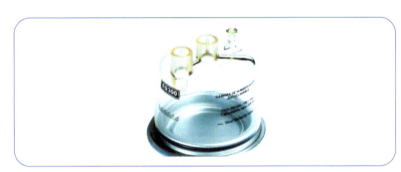

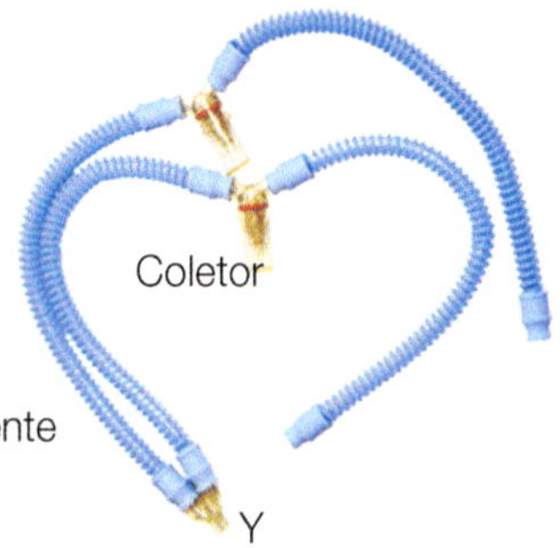

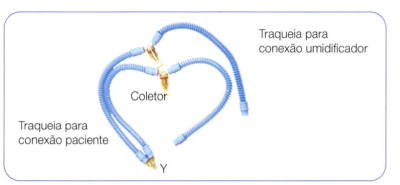


**Figura 4.6:** Umidificador aquecido com conexões.

umidificador aquecido. Atualmente, são os dispositivos mais utilizados em anestesia e terapia intensiva. Devem ser trocados de acordo com as recomendações do fabricante e protocolo da CCIH da instituição ou quando há saturação por sangue ou secreção. As desvantagens são necessidade de troca (não são reutilizáveis), aumento do espaço morto e resistência ao fluxo de gases. Permitem menor número de conexões e não necessitam de fonte de energia externa ou reservatório de água.

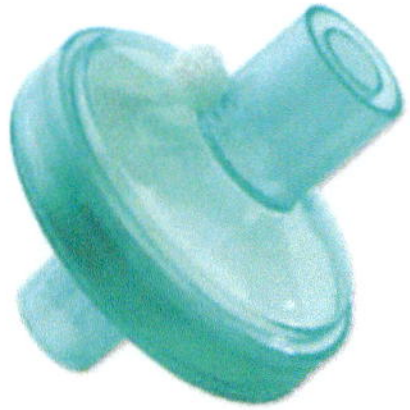

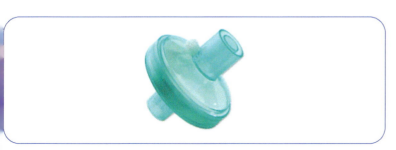

**Figura 4.7:** Permutadores de calor (HMEs – *Heat and Moisture Exchanger*).

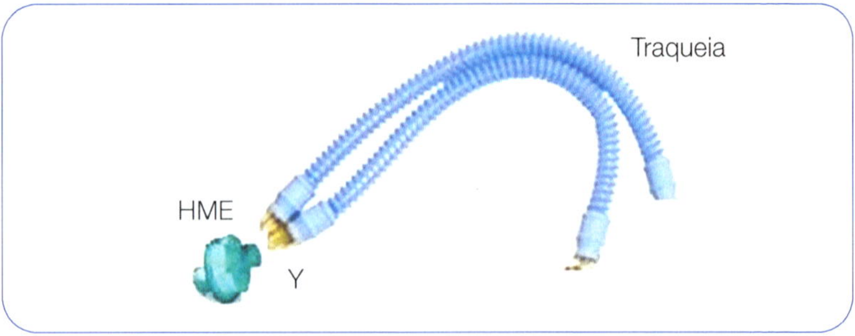


**Figura 4.8:** Modelo de permutador de calor (HMEs – *Heat and Moisture Exchanger*).

• **Sensores de fluxo (Figura 4.9):** são transdutores que captam os dados gerados em cada ciclo respiratório. Permitem a monitorização do fluxo, volume corrente e pressão na via aérea. Em alguns ventiladores, o transdutor de fluxo deve ser conectado entre a prótese traqueal (tubo orotraqueal ou traqueostomia) e o Y do circuito do ventilador. Cada ventilador tem o seu modelo próprio. Na Figura 4.9, podemos ver alguns modelos de marcas diferentes.

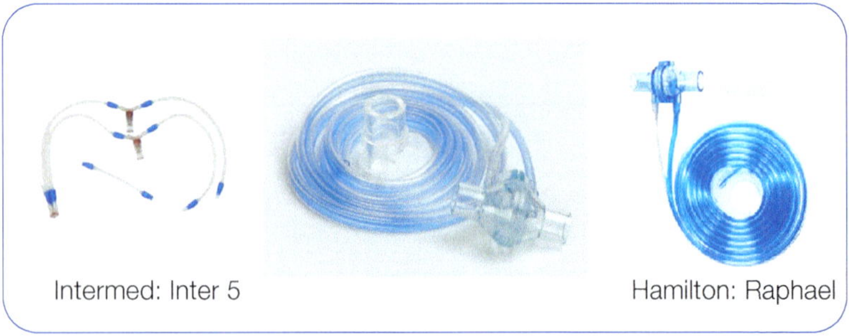


**Figura 4.9:** Sensores de fluxo.

- **Tubo T (Figura 4.10):** conector plástico ou acrílico em formato de T, todas as saídas são pérvias (abertas). Utilizado no circuito do ventilador mecânico para realização de nebulização ou do Teste de Respiração Espontânea (desmame).

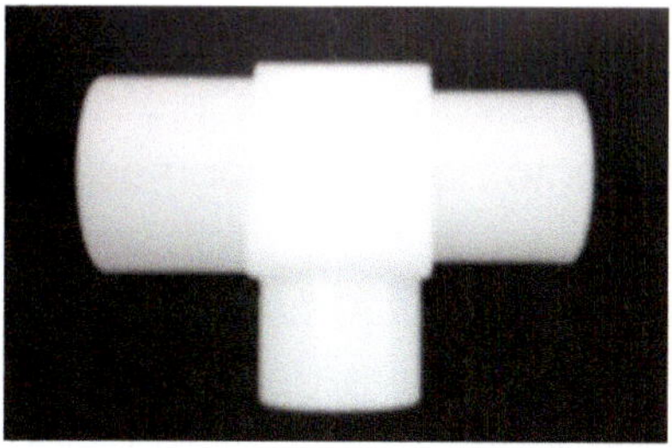

**Figura 4.10:** Conexão em T.

Os componentes de gases são essenciais para o adequado funcionamento do ventilador mecânico. Cada marca e modelo de ventilador mecânico tem suas particularidades, porém a maioria utiliza duas mangueiras, uma de ar comprimido (Figura 4.11) e outra de oxigênio (Figura 4.12) conectadas ao ventilador. As válvulas reguladoras de pressão também são duas, uma de ar comprimido (Figura 4.13) e outra de oxigênio (Figura 4.14), respectivamente conectadas à régua de gases de cada leito hospitalar.

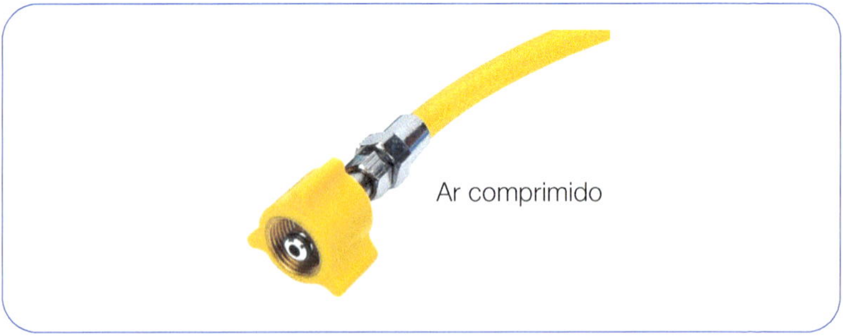


**Figura 4.11:** Mangueira de ar comprimido: conexão entre a rede de ar comprimido e o ventilador mecânico.

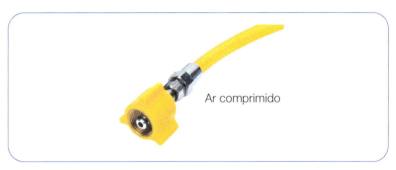

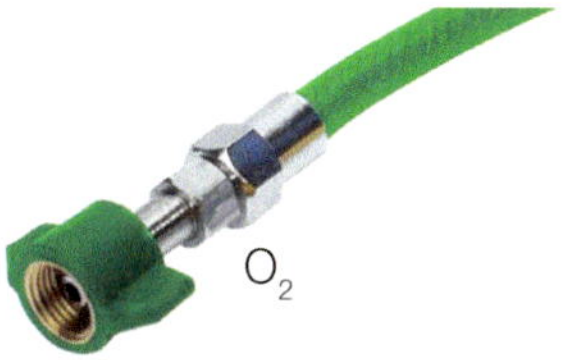


**Figura 4.12:** Mangueira de oxigênio: conexão entre a rede de oxigênio e o ventilador mecânico.

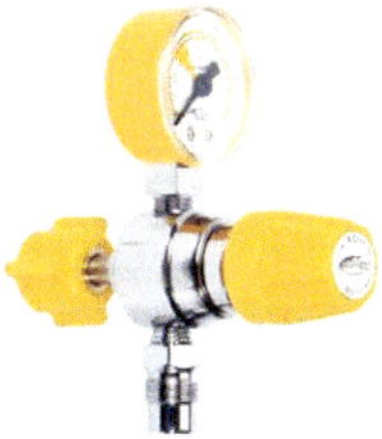

**Figura 4.13:** Válvula reguladora de ar comprimido: indicada para controle de pressão e distribuição de gás provenientes de cilindros ou rede de alimentação.

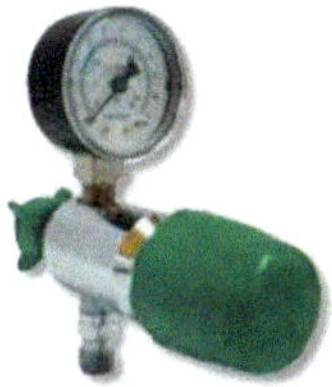

**Figura 4.14:** Válvula reguladora de oxigênio: indicada para controle de pressão e distribuição de oxigênio proveniente de cilindros ou rede de alimentação.

Capítulo 5

# Como Montar e Ligar o Ventilador Mecânico

Falaremos agora de alguns aspectos técnicos dos ventiladores disponíveis no mercado.

## Como Ligar o Ventilador

1. Conectar o ventilador em uma rede elétrica (tomada), de acordo com a voltagem 110 V ou 220 V.

2. Conectar as saídas (localizadas na parte posterior do ventilador) às respectivas mangueiras de gases: oxigênio (de cor verde e menor calibre) e ar comprimido (de cor amarela e maior calibre). Lembramos que as conexões de alimentação de oxigênio e ar estão localizadas na face posterior do ventilador.

3. Conectar as mangueiras às respectivas válvulas reguladoras de gases: uma de oxigênio (de cor verde e menor calibre) e outra de ar comprimido (de cor amarela e maior calibre). Nos ventiladores de turbina, é necessário apenas a rede de oxigênio.

## Como Montar o Circuito do Ventilador

1. Utilizar, sempre que disponível, as conexões e os tubos (mangueiras) fornecidos pelo fabricante.

2. Escolher o modo de umidificação do circuito: umidificador de água aquecida (Figura 5.1) ou trocador de calor ou *Heat and Moisture Exchanger* ou, ainda, HMEs, para os íntimos (Figura 5.2). Obs.: a escolha do modo de umidificação irá determinar a forma de conexão das traqueias.

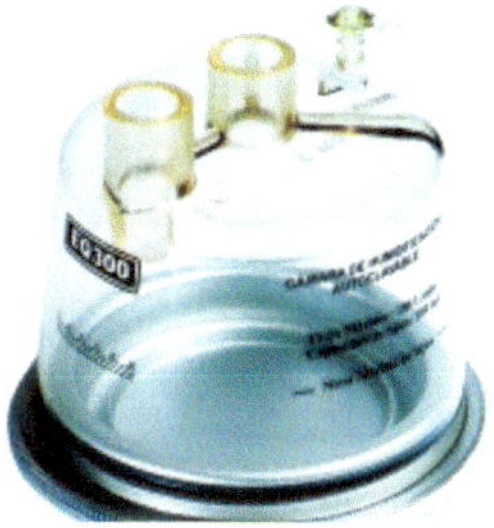

**Figura 5.1:** Umidificador aquecido.

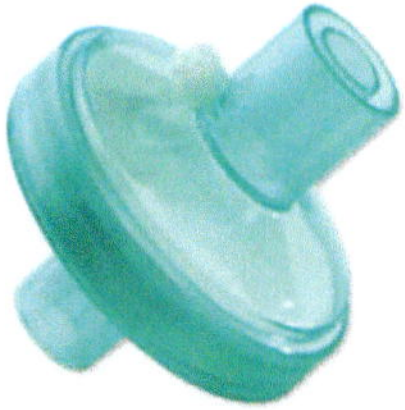

**Figura 5.2:** Permutadores de calor (HME).

3. Conectar duas traqueias grandes (A e B) ao Y (Figura 5.3). Montar sempre o circuito de maneira asséptica, protegendo a saída do paciente com gaze estéril (ponta livre do Y).

4. Para ventilação mecânica utilizando HME: ligar as conexões (A e B) (Figura 5.4) às respectivas saídas inspiratória e expiratória do ventilador mecânico (Figura 5.5).

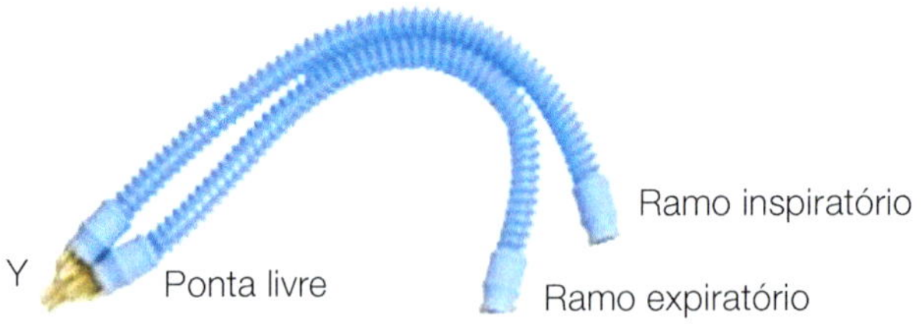


**Figura 5.3:** Composição do circuito para utilização do HME. O HME deve ser conectado ou posicionado na ponta do Y.

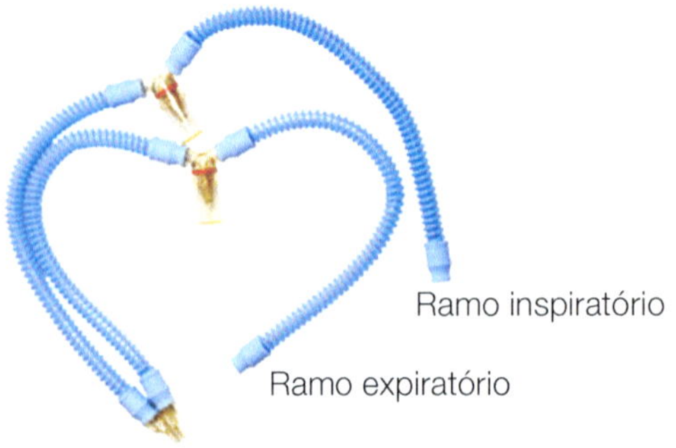


**Figura 5.4:** Composição do circuito para utilização do umidificador aquecido. Observe o maior número de conexões.

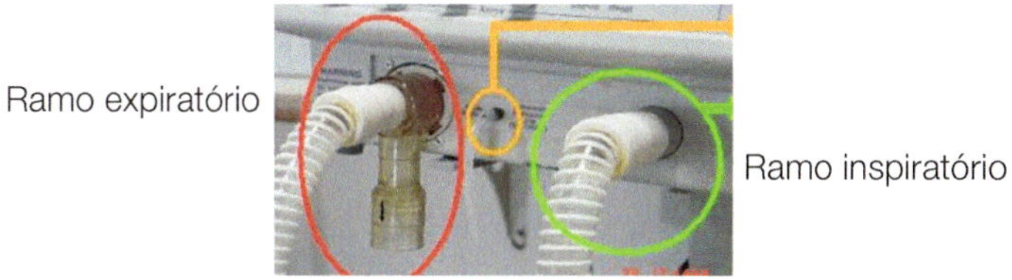


**Figura 5.5:** Console do ventilador mecânico. Observe a presença de uma saída ou ramo expiratório e inspiratório para a conexão com o circuito do paciente.

5. Para ventilação mecânica utilizando umidificador aquecido: ligar a conexão A (ramo inspiratório) ao reservatório do umidificador e conexão B (ramo expiratório) à saída expiratória do ventilador (D). Conectar a traqueia menor (E) ao umidificador e a saída inspiratória do ventilador (Figura 5.6).

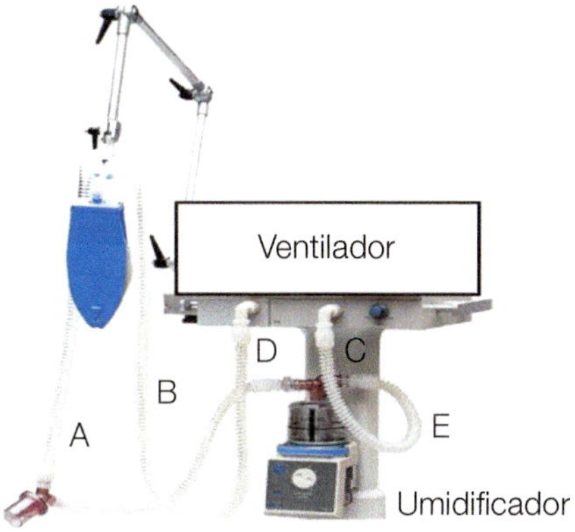


**Figura 5.6:** Figura básica de um ventilador que utiliza umidificador aquecido. Observe a necessidade de um maior número de conexões.

6. Conectar o sensor de fluxo entre a prótese traqueal e o Y do circuito do ventilador mecânico, quando indicado pelo fabricante.

7. Testar o ventilador mecânico, de acordo com as recomendações do manual.

# Pulmão-Teste

Alguns intensivistas e emergencistas mais experientes certamente já utilizaram uma luva descartável de procedimento para testar o circuito do ventilador, avaliando a presença de vazamento e a precisão em ofertar o volume corrente ajustado. É claro que o pulmão-teste (Figura 5.7) é o mais adequado, além de permitir também o treinamento de profissionais da saúde, em simulações de ventilação mecânica.

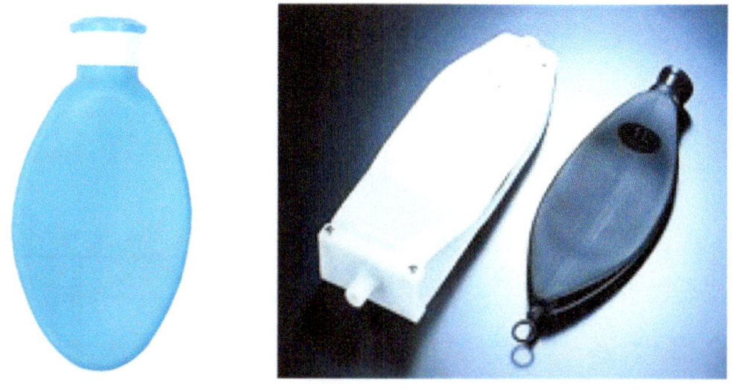

**Figura 5.7:** Pulmão-teste utilizado em circuito respiratório.

# Fluxograma de como Ligar e Montar o Ventilador

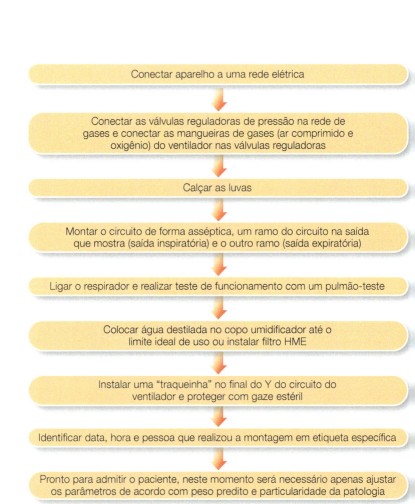

1. Conectar aparelho a uma rede elétrica
2. Conectar as válvulas reguladoras de pressão na rede de gases e conectar as mangueiras de gases (ar comprimido e oxigênio) do ventilador nas válvulas reguladoras
3. Calçar as luvas
4. Montar o circuito de forma asséptica, um ramo do circuito na saída que mostra (saída inspiratória) e o outro ramo (saída expiratória)
5. Ligar o respirador e realizar teste de funcionamento com um pulmão-teste
6. Colocar água destilada no copo umidificador até o limite ideal de uso ou instalar filtro HME
7. Instalar uma "traqueinha" no final do Y do circuito do ventilador e proteger com gaze estéril
8. Identificar data, hora e pessoa que realizou a montagem em etiqueta específica
9. Pronto para admitir o paciente, neste momento será necessário apenas ajustar os parâmetros de acordo com peso predito e particularidade da patologia

Capítulo 6

# Alarmes

# Introdução

O ajuste dos alarmes é fundamental para a segurança da ventilação mecânica.

Os ventiladores atuais, além do alarme sonoro, dispõem de alarmes visuais que identificam a necessidade de intervenção (Quadro 6.1).

| **Quadro 6.1: Alarmes visuais** |
| --- |
| **Vermelho:** indica alarme de alta prioridade (perigo). Requer ação imediata. |
| **Amarelo:** alarme de média prioridade (atenção). Requer a avaliação dos parâmetros ventilatórios atuais. |

Alguns parâmetros são comuns a todos os modos de ventilação mecânica. A seguir, abordaremos os principais alarmes.

## Pressão Máxima de Via Aérea

Ao calibrar o pneu de seu carro, por exemplo, você ajusta o valor de 26 libras. O calibrador vai pressurizar o sistema até atingir esse valor e, caso o pneu esteja com uma pressão superior, há liberação do excesso de pressão (escape de ar). Se não houvesse essa limitação de pressão, o calibrador iria insuflar ar constantemente até que o pneu estourasse. Na VM, dizemos que ao atingir essa pressão-limite ou pressão de pico, o ventilador abortará o ciclo respiratório; caso contrário, ocorreria um de nossos maiores temores em VM: a ocorrência do pneumotórax.

No Quadro 6.2, estão listados os valores aceitáveis de pressão de pico em algumas patologias.

| **Quadro 6.2: Valores aceitáveis para pressão de pico** |
| --- |
| • Pacientes gerais: valor a ser ajustado em 40 $cmH_2O$. |
| • Pacientes obstrutivos: DPOC pode ser ajustado até 45 $cmH_2O$ e na asma com broncospasmo grave até 50 $cmH_2O$. |
| Lembramos que a utilização de valores extremos deve ser considerada com extrema cautela. |

A ativação do alarme de pressão máxima pode ocorrer em diversas situações, dentre outras, como: broncospasmo, piora da mecânica respiratória, pneumotórax, acotovelamento/dobra do circuito, rolha/secreção/umidade, má adaptação ventilador/paciente (briga) ou saturação (excesso de secreção/umidade) do umidificador (HEPA).

**O profissional deve imediatamente investigar com a causa de ativação: avaliar o paciente e os componentes do circuito.**

# Desconexão

Parece lógico ou redundante falar sobre o alarme de desconexão; contudo, trata-se de um modo de proteção fundamental para o paciente.

Imagine que um paciente está sob ventilação mecânica, sedado e em uso de bloqueador neuromuscular, ou seja, totalmente dependente da frequência programada no ventilador mecânico. Considere que ocorreu uma desconexão acidental e o alarme de desconexão está desabilitado ou não funcionante... Qual seria o desfecho? Hipoventilação... parada cardiorrespiratória... óbito.

Na VM, a desconexão significa que há perda de pressão ou escape aéreo significativo, em algum ponto entre o ventilador e o paciente (prótese traqueal, circuito, umidificador).

**O profissional deve imediatamente procurar qual o(s) ponto(s) de desconexão do circuito e reconectá-lo ou trocar a conexão defeituosa.**

# Apneia

Novamente, imagine que um paciente está sob ventilação mecânica, sedado e em uso de bloqueador neuromuscular, ou seja, totalmente dependente da frequência programada no ventilador mecânico. Considere outra possibilidade, o paciente parou de respirar por fadiga muscular e o alarme de apneia está desabilitado ou não funcionante... Qual seria o desfecho? Hipoventilação... parada cardiorrespiratória... óbito.

A apneia pode ocorrer em diversas situações, dentre outras, como: utilização de bloqueadores neuromusculares, sedação excessiva, patologias que interferem no tronco cerebral (acidente vascular cerebral, hipertensão intracraniana, intoxicação exógena), fadiga muscular, ajuste inadequado do nível de sensibilidade ou erro do sensor.

O alarme define qual o tempo máximo em que o paciente poderia ficar sem respirar; na maioria dos ventiladores, o valor pré-ajustado de fábrica é de 15 segundos, porém há a possibilidade de reajuste por parte do operador.

Vamos lembrar uma situação corriqueira em que podemos observar a ativação do alarme de apneia: utilização da modalidade **Ventilação Pressão de Suporte**. Trata-se de uma ocorrência comum e são causas possíveis: recirculação de sedativos, rebaixamento do nível de consciência, alterações do *drive* respiratório, fadiga muscular, etc.

Uma vez ativado, o ventilador mecânico inicia a ventilação de *backup* ou ventilação de segurança.

O profissional deve agir de imediato e investigar qual foi motivo de sua ativação. Avaliar a necessidade de trocar para outra modalidade ventilatória.

## Volume Corrente Mínimo

O ajuste desse parâmetro é importante para monitorar situações em que o paciente possa fazer respirações com um volume de ar inferior à recomendada.

Qual a importância do ajuste de alarme de volume corrente mínimo? Resposta: evitar o risco de hipoventilação alveolar.

A ocorrência de volume corrente abaixo do mínimo preconizado pode sugerir:

- Presença de escape aéreo (fuga de ar em algum ponto das conexões e circuitos).
- Problemas no sensor do ventilador mecânico ou erro de leitura do *software*.
- Mudanças da mecânica pulmonar (piora da complacência e/ou da resistência pulmonar).
- Fadiga muscular: você já deve ter ido à academia e feito um treino extremo, fora de seu condicionamento físico; a fadiga muscular e/ou a dor sequenciais podem impedi-lo de realizar até pequenos esforços posteriormente.

• Dor: a dor é uma das maiores limitações extremas do ser humano. Considere um pós-operatório de cirurgia torácica ou abdominal, quando o paciente tenta inspirar de maneira adequada... **dor**! Para minimizar sua ocorrência, o paciente passa a assumir uma respiração superficial.

• Presença de secreção/umidade no circuito ou saturação do filtro HEPA. Alterações do circuito e seus componentes podem reduzir o calibre, aumentar a resistência e o trabalho respiratório.

• Sedação excessiva e/ou uso de relaxante neuromusculares: tais fármacos podem interferir nos músculos respiratórios e/ou *drive* respiratório.

**O profissional deve imediatamente investigar com a causa de ativação: avaliar o paciente e os componentes do circuito. Avaliar a necessidade de intervenção farmacológica; trocar de componentes do circuito, modalidade ventilatória ou ventilador mecânico.**

# Volume Corrente Máximo

O ajuste desse parâmetro é importante para monitorar situações em que o paciente faz respirações com um volume de ar superior à recomendada, ou seja, o paciente está hiperventilando.

Qual a importância do ajuste de alarme de volume corrente máximo? Resposta: evitar volume de ar excessivo que possa provocar a hiperdistensão alveolar e risco de lesão pulmonar induzida pela ventilação mecânica.

A ocorrência de volume corrente acima do máximo preconizado pode sugerir:

- Alterações clínicas: febre, dor, acidose metabólica e/ou láctica, ansiedade, sepse, agitação psicomotora.

- Ajuste inadequado do ventilador: utilização de parâmetros excessivos de pressão ou volume.

- Alterações do centro respiratório: respiração de Cheyne-Stokes ou de Cantani ou de Kussmaul).

- Autodisparo (ver adiante): ajuste inadequado da sensibilidade, presença de umidade/secreção no circuito, nebulização, erro de sensor ou *software*.

**O profissional deve imediatamente investigar com a causa de ativação: avaliar o paciente e os componentes do circuito. Avaliar a necessidade de intervenção farmacológica; trocar de componentes do circuito, modalidade ventilatória ou ventilador mecânico.**

Faça a experiência mostrada no Quadro 6.3.

| Quadro 6.3: Experiência 1 |
|---|
| **1.** Pegue um elástico comum e gradativamente estique-o até o máximo. |
| **2.** Você poderá observar que em alguns pontos a borracha irá apresentar linhas esbranquiçadas, ou seja, pontos de fragilidade. |
| **3.** Caso você estique ainda mais o elástico, ele irá romper. |
| **4.** Logicamente, não podemos simplificar o pulmão como um simples elástico, mas a contínua distensão das paredes alveolares pode gerar pontos de estresse e causar ruptura alveolar. É o que chamamos de volutrauma ou trauma causado pelo uso de volumes excessivos. |

# Volume-minuto Mínimo

O ajuste desse parâmetro é importante para monitorar situações em que o paciente faz respirações com um volume de ar inferior à recomendada, ou seja, o paciente está hipoventilando.

A ocorrência de volume-minuto abaixo do mínimo preconizado pode sugerir:

- Presença de escape aéreo (fuga de ar em algum ponto das conexões e circuitos).

- Problemas no sensor do ventilador mecânico ou erro de leitura do *software*.

- Mudanças da mecânica pulmonar (piora da complacência e/ou da resistência pulmonar).

- Fadiga muscular: você já deve ter ido à academia e feito um treino extremo, fora de seu condicionamento físico; a fadiga muscular e/ou a dor sequenciais podem impedi-lo de realizar até pequenos esforços posteriormente.

- Dor: a dor é uma das maiores limitações extremas do ser humano. Considere um pós-operatório de cirurgia torácica ou abdominal, quando o paciente tenta inspirar de maneira adequada... **dor**! Para minimizar sua ocorrência, o paciente passa a assumir uma respiração superficial.

- Presença de secreção/umidade no circuito ou saturação do filtro HEPA. Alterações do circuito e seus componentes podem reduzir o calibre, aumentar a resistência e o trabalho respiratório.

- Sedação excessiva e/ou uso de relaxante neuromusculares: tais fármacos podem interferir nos músculos respiratórios e/ou *drive* respiratório.

**Exercício 1:** um paciente submetido a intubação orotraqueal por acidente vascular cerebral isquêmico evolui com melhora clínica e está sendo ventilado em modo pressão controlada e modalidade SIMV.

| **Quadro 6.4: Cálculo do volume-minuto de um paciente com VC: 320 mL, FR: 10 e peso predito 60 kg** |
| --- |
| Volume-minuto: volume corrente × frequência respiratória |
| Volume-minuto: 320 × 10 |
| Volume-minuto: 3.200 mL ou 3,2 litros/minuto |

Em sua opinião, o volume ofertado está adequado? Insuficiente? Excessivo?

Para responder, necessitamos calcular qual o volume-minuto ideal para esse paciente. Vamos recordar:

| Quadro 6.5: Cálculo do volume-minuto ideal |
|---|
| Volume-minuto ideal = 100 mL × cálculo do peso predito pela estatura |
| Volume-minuto ideal: 100 × 60 |
| Volume-minuto ideal: 6.000 mL ou 6 litros |

**Resposta:** volume-minuto insuficiente.

**Conduta:** reavaliar o paciente (causas de hiperventilação) e reajustar o ventilador mecânico.

# Volume-minuto Máximo

A ativação desse parâmetro é importante indicativo de desajuste da ventilação mecânica. A elevação do volume-minuto pode ser decorrência de alterações do volume corrente, frequência respiratória ou ambos. De maneira objetiva, o paciente está hiperventilando.

A ocorrência de volume corrente acima do máximo preconizado pode sugerir:

- Alterações clínicas: febre, dor, acidose metabólica e/ou láctica, ansiedade, sepse, agitação psicomotora.

- Ajuste inadequado do ventilador: utilização de parâmetros excessivos de pressão ou volume.

- Alterações do centro respiratório: respiração de Cheyne-Stokes ou de Cantani ou de Kussmaul).

- Autodisparo (ver adiante): ajuste inadequado da sensibilidade, presença de umidade/secreção no circuito, nebulização, erro de sensor ou *software*.

**O profissional deve imediatamente investigar com a causa de ativação: avaliar o paciente e os componentes do circuito.**

**Avaliar a necessidade de intervenção farmacológica; trocar de componentes do circuito.**

**Exercício 2:** um paciente com 65 kg de peso predito foi submetido a intubação orotraqueal por rebaixamento do nível de consciência por coma hiperosmolar.

| **Quadro 6.6: Cálculo do volume-minuto de um paciente com VC: 450 mL, FR: 24 e peso predito 65 kg** |
|---|
| Volume-minuto: volume corrente × frequência respiratória |
| Volume-minuto: 450 × 24 |
| Volume-minuto: 10.800 mL ou 10,8 litros/minuto |

Em sua opinião, o volume ofertado está adequado? Insuficiente? Excessivo?

Para responder, necessitamos calcular qual o volume-minuto ideal para esse paciente. Vamos recordar:

| **Quadro 6.7: Cálculo do volume-minuto ideal** |
|---|
| Volume-minuto ideal = 100 mL × cálculo do peso predito pela estatura |
| Volume-minuto ideal: 100 × 65 |
| Volume-minuto ideal: 6.500 mL ou 6,5 litros |

**Resposta:** volume-minuto excessivo.

**Conduta:** reavaliar o paciente (causas de hiperventilação) e reajustar o ventilador mecânico.

Em resumo:

| Quadro 6.8: Dicas |
| --- |
| • Mantenha os alarmes do ventilador adequadamente programados e ativos, pois isso é fundamental para a segurança do paciente. |
| • Lembre sempre da atenção ao(s) alarme(s) informado(s) pelo ventilador. |
| • **Não silencie o alarme apenas, por mais irritante que seja o barulho: olhe o que está acontecendo!** |
| • Observe e avalie a necessidade da mudança dos parâmetros ventilatórios e/ou mudança de conduta clínica. |

Capítulo 7

# Modos Ventilatórios

# Introdução

Neste capítulo, vamos abordar as dúvidas quanto aos modos ventilatórios.

Há dois modos de ventilar um paciente: pressão e volume. Há partidários e combatentes ferrenhos de ambos!

Traduzindo do *"Ventilês"*: o que é modo ventilatório? É a maneira pela qual o ventilador dispensa o ciclo respiratório, ou seja, como o gás é fornecido ao paciente e como ocorre a interrupção da fase inspiratória.

# Modo Limitado a Volume (VCV)

Quando utilizamos o modo limitado a volume, carinhosamente chamado de **VCV**, dizemos que o ventilador tem como objetivo ofertar o volume programado (ajustado), não importando ou sem medir o preço **(PRESSÃO)** necessário (a) para atingir esse objetivo, ou em outras palavras: a pressão inspiratória é variável.

Dois fatores são extremamente importantes para o ajuste adequado:

- **Volume:** o volume ajustado pelo operador e que será obedecida pelo ventilador a cada ciclo respiratório. Deve ser ajustado respeitando o limite de pressão de pico da via aérea. Lembramos que a pressão de pico na via aérea é influenciada pelas condições do paciente (broncospasmo, secreção/rolha, SDRA, etc.), da pressão inspiratória ajustada e da PEEP. A Tabela 7.1 apresenta os valores de volume corrente preconizados *Diretrizes Brasileiras de Ventilação Mecânica (2013)*. A Tabela 7.2 apresenta os valores limites de pressão inspiratória preconizados *pelas Diretrizes Brasileiras de Ventilação Mecânica (2013)*.

| Tabela 7.1: Tabela de volume corrente |
|---|
| Pacientes gerais: 6 mL/kg peso predito. |
| Pacientes obstrutivos (asma e DPOC): 6 mL/kg peso predito. |
| Pacientes com síndrome do desconforto respiratório ou sepse: 4-6 mL/kg |
| Pacientes durante intraoperatório: 8-10 mL/kg |

| Tabela 7.2: Tabela de limite de pressão de pico |
|---|
| Pacientes gerais até 40 $cmH_2O$ |
| Pacientes asmáticos < 50 $cmH_2O$ |
| Pacientes com DPOC até 45 $cmH_2O$ |
| Pacientes com síndrome do desconforto respiratório ou sepse < 35 $cmH_2O$ |

- **Fluxo inspiratório**: é a velocidade que o ventilador deverá entregar o volume ajustado. Quanto maior o fluxo, mais rápido o gás chega à via aérea, por outro lado maior o risco de pico pressórico (Quadro 7.1). Taxa de fluxo: 40-60 litros/minuto (sendo → 40 L/min fluxo mais lento | 60 L/min → fluxo mais rápido). Onda de fluxo: desacelerada.

Vamos imaginar duas situações, com paciente diferentes, porém com o mesmo peso predito de 70 kg.

**Situação 1: paciente normal, sem comorbidades respiratórias, em ventilação mecânica por cirurgia eletiva. Como você imagina a pressão de pico da via aérea necessária para gerar 420 mL de volume corrente?**

**Resposta:** a pressão de pico da via aérea provavelmente será baixa, em torno de 20-25 $cmH_2O$, uma vez que o paciente tem função pulmonar normal.

**Situação 2: paciente com distúrbio pulmonar obstrutivo (DPOC), em ventilação mecânica insuficiência respiratória aguda (broncospasmo). Como você imagina a pressão de pico da via aérea necessária para gerar 420 mL de volume corrente?**

**Resposta:** a pressão de pico da via aérea provavelmente será alta, em torno de 40-45 $cmH_2O$, uma vez que o paciente tem elevação da resistência das vias aéreas. Como vimos anteriormente (Capítulo 1), nesse caso, a resistência é a dificuldade imposta para a entrada e/ou saída do volume corrente. Quanto maior a resistência, maior a força (**PRESSÃO**) necessária para vencer esse obstáculo.

**Quanto maior a pressão de pico da via aérea, maior o risco de barotrauma.**

Ainda sobre o fluxo inspiratório, não podemos esquecer de falar sobre outro pormenor: **onda de fluxo.** A onda de fluxo pode ser traduzida, de modo grosseiro, como a aceleração necessária para atingir a taxa de fluxo ajustada.

| Quadro 7.1: Experiência 1 |
|---|
| Vamos imaginar a onda de fluxo como a aceleração do carro para atingir uma determinada velocidade, por exemplo 80 km/h. |
| **Desacelerada:** você pisa fundo, atinge uma velocidade próxima ao alvo e desacelera gradativamente. O ventilador libera rapidamente o fluxo de ar até atingir a taxa previamente ajustada: 40/50/60 litros/minuto. Assim que atingir essa velocidade, passa a diminuir a vazão de gás no circuito do ventilador. |
| **Quadrada:** você pisa fundo, continua pisando no acelerador até atingir a velocidade alvo, nesse momento, para de acelerar. O ventilador libera rapidamente o fluxo de ar até atingir a taxa previamente ajustada: 40/50/60 litros/minuto. Assim que atingir essa velocidade, fecha a válvula inspiratório e zera a vazão de gás no circuito do ventilador. |

Você nesse momento deve estar perguntando: vale a pena ventilar um paciente em **VCV**? É seguro?

**Resposta**: Sim... basicamente há pouca diferença em ventilar um paciente em modo controlado a volume ou pressão. O segredo é respeitar os alarmes e ajustar o ventilador, de acordo com a necessidade do paciente.

## Vantagens

- Permite o controle do volume corrente e minuto. O ventilador irá entregar o volume corrente pré-ajustado, independentemente das condições do paciente.

- Redução do risco de volutrauma (ver dicionário). Nesse modo ventilatório podemos inferir que o paciente receberá o volume programado, com uma pequena margem de variação.

**Obs.1**: iremos abordar posteriormente, com mais detalhes, o modo ventilatório **PRESSÃO CONTROLADA**. Esse modo é caracterizado por controle pressórico, porém com volume corrente variável. Traduzindo do *"Ventilês":* o paciente pode gerar volume corrente preconizado, insuficiente ou excessivo ao longo da ventilação mecânica (nesse modo).

**Obs.2**: o uso de nebulização/inalação pode interferir no volume corrente. Alguns ventiladores dispõem de saída dedicada que corrige automaticamente o volume corrente, nos ventiladores que não dispõem dessa ferramenta é necessário reduzir o volume programado.

- Modo ideal para realizar os cálculos de mecânica respiratória (ver adiante).

## Indicações

Tradicionalmente, o modo **VCV** é utilizado em anestesia (cirurgias) e em pacientes com lesão neurológica grave, situação que necessita do controle rigoroso das alterações de $PaCO_2$ (Quadro 7.2).

| Quadro 7.2: Particularidades neurológicas |
|---|
| **Lesão neurológica grave:** pacientes com acidente vascular cerebral isquêmico ou hemorrágico; edema ou trauma cerebral com necessidade de intubação orotraqueal e ventilação mecânica. Nessa situação, é fundamental evitar grandes variações dos volumes correntes e minuto. Relembramos que ambos são responsáveis pela eliminação do gás carbônico. |
| **Hipercapnia ($PaCO_2$ > 45 mmHg):** promove vasodilatação cerebral, aumento do edema e elevação da pressão intracraniana. A resultante é a redução da perfusão cerebral. |
| **Hipocapnia ($PaCO_2$ < 35 mmHg):** promove vasoconstrição cerebral. Em situações agudas graves de hipertensão intracraniana, é utilizada como estratégia ventilatória. A hiperventilação é popularmente chamada de "lavar $CO_2$" e gera redução transitória do edema e da pressão intracraniana. |
| Como recomendação, devemos utilizar o modo volume controlado (VCV) para pacientes com lesão neurológica grave na fase aguda, visando evitar oscilações de VC e da $PaCO_2$. |

## Desvantagens

Fluxo inspiratório fixo: quando falamos em fluxo, devemos pensar em velocidade. A velocidade de ar que vai entrar no pulmão na inspiração será constante. Faça a experiência 2 (Quadro 7.3).

| Quadro 7.3: Experiência 2 |
|---|
| Imagine que você está em uma via com velocidade máxima controlada por radar de 60 km/h. |
| Você está atrasado para o plantão, porém sua velocidade está limitada. Qual a sua atitude? |
| Acredito que você já está sentindo o desconforto dessa situação, a ansiedade e a irritabilidade começam a tomar conta, uma vez que você está limitado pelo radar, Desobedecer a velocidade irá resultar em multa, certo? Essa é a famosa expressão: "fome de velocidade". |
| Como essa situação é semelhante ao paciente com "fome de fluxo"? |
| Durante o ventilação em **VCV**, a taxa de fluxo (velocidade) é fixa, caso o paciente apresente alguma situação em que necessite inspirar mais rápido (como dor ou febre), provavelmente vai apresentar desconforto respiratório. A velocidade de entrada do fluxo aéreo é insuficiente, ou seja, ele não está saciado. Voltamos a expressão em VM de "fome de fluxo". Em algumas situações, esse desconforto é tão importante que o paciente passa a brigar com o ventilador, ativar alarmes e apresentar sinais de ativação adrenérgica: taquicardia, sudorese, hipertensão arterial, etc. |

Na experiência 3 (Quadro 7.4), vemos de maneira muito simplificada o comportamento do ventilador durante o modo **VCV**.

| Quadro 7.4: Experiência 3 |
|---|
| **1.** Pegue uma seringa de 20 mL, encha todo o êmbolo. Injete o volume de ar rapidamente. |
| **2.** Encha de novo o êmbolo e coloque uma agulha de insulina 13x4,5 em sua seringa. Injete o volume de ar rapidamente. |
| **3. Qual a semelhança entre as duas situações:** a semelhança, entre as duas situações, é o volume de 20 mL. |
| **4. Qual a semelhança entre as duas situações:** a diferença entre as duas situações está na pressão necessária para injetar o volume de ar. A agulha representa a **RESISTÊNCIA** das vias aéreas. A força muscular de sua mão representa a **PRESSÃO** gerada pelo ventilador para insuflar os pulmões. Quanto maior a resistência, maior a pressão necessária para a superar. |
| O pico pressórico no modo volume controlado é consequência da interação das condições pulmonares, do volume corrente e fluxo pré-ajustados. |

Vamos ilustrar o pico pressórico em outra experiência:

| Quadro 7.5: Experiência 4 |
|---|
| **1.** Vamos sair um pouco da leitura e ter um experiência imersiva na rede. Procure em uma ferramenta de pesquisa: *crash test* para veículos. O *crash test* utiliza bonecos para avaliar o impacto ou lesões geradas pela velocidade, a efetividade dos equipamentos de segurança e a estrutura do automóvel. |
| **2.** O *crash test* é realizado com o mesmo modelo de veículo em velocidades diferentes. |
| **3.** Observe uma colisão em baixa velocidade. |
| **4.** Observe uma colisão em alta velocidade |
| **5. Qual sua conclusão?** Quanto maior a velocidade, maior o trauma |
| **6. Em "*ventilês*": quanto maior o FLUXO inspiratório (velocidade do ar), maior o impacto gerado, maior o pico pressórico e o risco de barotrauma (dependendo das condições pulmonares).** |

## Ajustes

No modo **VCV**, alguns fatores são muito importantes para o ajuste adequado e fundamentais para a segurança do paciente:

**1. Volume corrente:** volume ajustado pelo operador. Lembre-se que o ventilador seguirá esse objetivo ou "ordem à risca", não importando as consequências. Os valores devem respeitar a patologia do paciente e o peso predito.

- Pacientes gerais: 6 mL/kg peso predito.
- Pacientes obstrutivos (asma e DPOC): 6 mL/kg peso predito.
- Pacientes com sepse ou SDRA (Síndrome do Desconforto Respiratório Agudo, incorretamente chamada de SARA): 4-6 mL/kg.

**2. Taxa de fluxo:** quanto maior o fluxo, mais rápido o gás chega à via aérea, por outro lado maior o risco de pico pressórico como demonstrado na experiência 4 (Quadro 7.5). Taxa de fluxo: 40-60 litros/minuto (sendo → 40 L/min | 60 L/min → fluxo mais rápido). Onda de fluxo: desacelerada.

**3. Pausa inspiratória:** recomendamos a aplicação de uma pausa inspiratória de 0,3 a 0,5 segundo. A "minipausa" tem por objetivo melhorar a troca gasosa.

**4. Demais parâmetros**: serão abordados em cada modalidade ventilatória (ver adiante).

Na Figura 7.1, observe o fluxograma, explicando como o ventilador deve ser ajustado em modo limitado a volume.

**1. O modo é o mais adequado ao paciente?**
**2. Tenho familiaridade e experiência com o modo?**
**3. Sei como ajustar o modo em relação às necessidades e situações.**

↓

**Caso as respostas sejam positivas**

↓

**Calcular inicialmente o peso predito do paciente**

↓

**Seguir as recomendações de volume de acordo com o perfil do paciente:**
Pacientes gerais: 6 mL/kg
Pacientes obstrutivos (asma e DPOC): 6 mL/kg peso predito
Pacientes com sepse ou SDRA: 4-6 mL/kg

↓

**Ajuste do alarme de pressão da via aérea**
Limitação de 40 $cmH_2O$

↓

**Fluxo**
Valores médios de 40-60 L/minuto

↓

**PEEP**
Valores iniciais em 3-5 $cmH_2O$

↓

**Pausa inspiratória**
Em torno de 0,5 segundo

↓

**Fração inspirada de oxigênio ($FiO_2$)**
Valor inicial 100% ou 1,0. Reajuste após a primeira gasometria (rever acima)

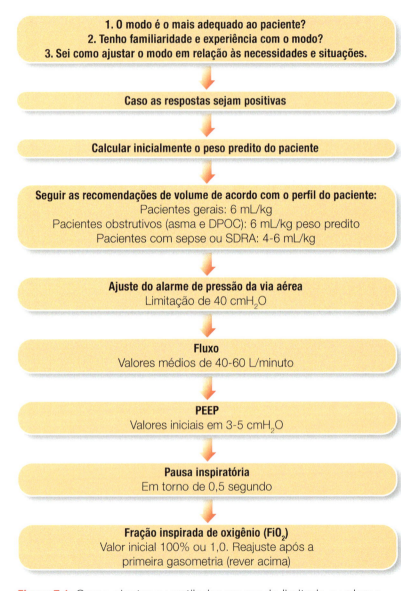

**Figura 7.1:** Como ajustar o ventilador em modo limitado a volume.

# Modo Limitado à Pressão (PCV)

Quando utilizamos o modo limitado à **Pressão**, chamado carinhosamente de **VPC** ou **PCV**, dizemos que o ventilador tem como objetivo ofertar a pressão programada (ajustada), entretanto sem importar com o volume gerado ou em outras palavras: o **volume corrente é variável**.

Em PCV, o volume corrente dependerá das condições pulmonares do indivíduo. Indivíduos com pulmão normal necessitam de baixos níveis de pressão inspiratória para insuflar os pulmões. Entretanto, em pacientes portadores de patologias respiratórias (ex.: asma, DPOC, fibrose pulmonar), a pressão inspiratória inicialmente ajustada pode ser insuficiente para gerar o volume necessário. Salientamos que mudanças da mecânica pulmonar também podem gerar variações volumétricas.

Dois fatores são extremamente importantes para o ajuste adequado:

1. **Pressão inspiratória:** pressão ajustada pelo operador e que será obedecida pelo ventilador a cada ciclo respiratório. Deve ser ajustada respeitando o limite de pressão de pico da via aérea. Lembramos que a pressão de pico na

via aérea é influenciada pelas condições do paciente (broncospasmo, secreção/rolha, SDRA), da pressão inspiratória ajustada e da PEEP. A Tabela 7.3 apresenta uma tabela com os limites de pressão de pico.

| Tabela 7.3: Tabela de limite de pressão de pico |
|---|
| Pacientes gerais até 40 cm$H_2O$ |
| Pacientes asmáticos < 50 cm$H_2O$ |
| Pacientes com DPOC até 45 cm$H_2O$ |
| Pacientes com SDRA até 35 cm$H_2O$ |

2. **Tempo inspiratório**: é o tempo em que o ventilador mantém a pressão inspiratória ajustada. De início, deve ser ajustado em 0,8 a 1,2 segundo. O ajuste deve levar em consideração a frequência respiratória total (ajustada no ventilador e realizada pelo paciente). Devemos respeitar uma relação inspiração/expiração adequada, ou seja, uma relação superior a 1:2 (1/3 de inspiração e 2/3 de expiração) para permitir o esvaziamento pulmonar.

3. **Demais parâmetros**: serão abordados em cada modalidade ventilatória (ver adiante).

Para exemplificar, colocamos um caso clínico no Quadro 7.6.

| Quadro 7.6: Caso clínico 1 |
| --- |
| Imagine um paciente com uma frequência respiratória de 25 rpm e tempo inspiratório de 1,2 segundo. A relação inspiração/expiração está adequada? |
| **Resposta:** 25 respirações × 1,2 segundo = 30 segundos. Em um minuto (60 segundos), o paciente terá 30 segundos de inspiração e 30 segundos de expiração. A relação inspiração/expiração é 30 segundos/30 segundos ou 1:1; portanto, está inadequada. |

Vamos retornar ao exercício imaginativo, duas situações, com paciente diferentes, porém com o mesmo peso predito de 70 kg.

**Situação 1: paciente normal, sem comorbidades respiratórias, em ventilação mecânica por cirurgia eletiva. Como você imagina o volume corrente gerado por uma pressão inspiratória de 20 cm$H_2O$?**

**Resposta**: o volume corrente gerado será provavelmente adequado, dentro da faixa preconizada de 8-10 mL/kg, uma vez que o paciente tem função pulmonar normal.

**Situação 2: paciente com distúrbio pulmonar obstrutivo (DPOC), em ventilação mecânica por insuficiência respiratória aguda (broncospasmo), com elevada resistência. Como você imagina o volume corrente gerado por uma pressão inspiratória de 20 cm$H_2O$?**

**Resposta**: o volume corrente gerado será provavelmente baixo, em torno de 200-250 mL, abaixo do preconizado (420 mL), uma vez que o paciente tem elevação da resistência das vias aéreas. Como vimos anteriormente (Capítulo 1), nesse caso, a resistência é a dificuldade imposta para a entrada e/ou saída do volume corrente. Quanto maior a resistência, maior a oposição a pressurização da via aérea. Relembrando: assim que o ventilador atinge a pressão inspiratória ajustada, a insuflação pulmonar cessa.

**Quanto pior a mecânica pulmonar (ver adiante), menor o volume corrente gerado.**

Você nesse momento deve estar perguntando: vale a pena ventilar um paciente em pressão controlada? É seguro?

**Resposta**: Sim... basicamente há pouca diferença em ventilar um paciente em modo controlado a volume ou pressão. O segredo é respeitar os alarmes e ajustar o ventilador, de acordo com a necessidade do paciente.

## Indicações

Tradicionalmente, o modo **PCV** tem sido amplamente utilizado no ambiente da terapia intensiva, por permitir um controle mais rigoroso da pressão inspiratória (comparado com o modo limitado a volume – **VCV**).

## Vantagens

Permite o controle da pressão inspiratória e reduz a pressão de pico na via aérea. Na teoria, reduz o risco de barotrauma.

A taxa de fluxo inspiratório é variável ou "livre". No modo pressão controlada, a velocidade de entrada ou vazão do gás na via aérea é livre, ou seja, capaz de se adaptar às necessidades do paciente. Ao longo do tempo sob ventilação mecânica, o paciente vivência situações de alta demanda respiratória (ex.: febre, dor, broncospasmo, desmame), dessa maneira a possibilidade de respirar com fluxo "autoajustável" ou "que atenda a necessidade"; é mais confortável.

Vamos relembrar a fisiologia, lembremos do **"efeito *pendluft*"**, no modo pressão controlada, o tempo inspiratório (tempo em que a pressão inspiratória é mantida) funciona como "uma pausa inspiratória". Dessa maneira, observamos a melhor distribuição do gás na superfície alveolar e, consequentemente, melhor troca gasosa.

Em resumo, a **PCV** permite que o paciente varie espontaneamente a velocidade (fluxo) de entrada de ar, enquanto a **VCV** não permite essa mudança espontânea (a taxa de fluxo deve ser ajustada pelo operador). Na teoria, de acordo com os fatores citados, o modo PCV apresenta menor necessidade de sedação se comparado com o modo volume controlado.

## Desvantagens

O modo pressão controlada tem por objetivo garantir a pressão na via aérea, entretanto, uma variável importantíssima pode negligenciada: "o paciente". Veja a experiência 5 no Quadro 7.7.

| Quadro 7.7: Experiência 5 |
| --- |
| Você vai ao posto de gasolina e ajusta 30 libras no calibrador. Nessa situação, um dos pneus está murcho e os restantes não. A pressão ofertada pelo calibrador será a mesma para todos os pneus! |
| Qual será o comportamento dos pneus após o início da calibração? |
| • O pneu murcho receberá muito volume de ar comprimido, pois está murcho, ou seja, a pressão interna é baixa. A entrada de ar permanece até o equilíbrio entre a pressão interna (pneu) e a externa (calibrador). |
| • Os pneus cheios receberão pouco volume de ar comprimido, pois estão cheios, ou seja a pressão interna é alta. O equilíbrio entre a pressão interna (pneu) e a externa (calibrador) logo é atingido e, assim o volume ofertado é pequeno. |
| Obs.: situações que modifiquem a característica do paciente (vias aéreas e pulmões), como, por exemplo, broncospasmo, secreção e redução da complacência pulmonar, são capazes de reduzir a oferta do volume corrente ao paciente e gerar hipoventilação alveolar. |

Resumo das características dos modos ventilatórios: **PCV e VCV** (Tabela 7.4).

| Tabela 7.4: Correlação do volume corrente e da pressão na via aérea de acordo com o modo ventilatório | | |
|---|---|---|
| *Modo ventilatório* | *Volume corrente* | *Pressão na via aérea* |
| Volume controlado | Garantido | Variável |
| Pressão controlada | Variável | Garantida |

Na Figura 7.2, observe o fluxograma, explicando como o ventilador deve ser ajustado em modo limitado à pressão.

**1. O modo é o mais adequado ao paciente?**
**2. Tenho familiaridade e experiência com o modo?**
**3. Sei como ajustar o modo em relação às necessidades e situações?**

↓

**Caso as respostas sejam positivas**

↓

**Calcular inicialmente o peso predito do paciente**

↓

**Seguir as recomendações de volume de acordo com o perfil do paciente:**
Pacientes gerais: 6 mL/kg de peso predito
Pacientes obstrutivos (asma e DPOC): 6 mL/kg peso predito
Pacientes com sepse ou SDRA: 4-6 mL/kg

↓

**Ajuste do alarme de pressão da via aérea**
Limitação de 40 $cmH_2O$

↓

**Pressão inspiratória**
Iniciar com valores 10-15 $cmH_2O$. Titular com incrementos 2 em 2 $cmH_2O$, até atingir o volume corrente ideal

↓

**PEEP**
Valores iniciais em 3-5 $cmH_2O$

↓

**Tempo inspiratório**
Em torno de 0,8-1,2 segundo

↓

**Fração inspirada de oxigênio ($FiO_2$)**
Valor inicial 100% ou 1,0. Reajuste após a primeira gasometria (rever acima)

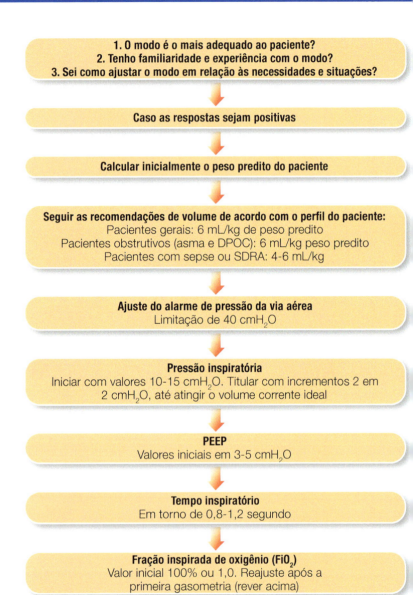

**Figura 7.2:** Como ajustar o ventilador em modo limitado a pressão.

Capítulo 8

# Modalidades Ventilatórias

# Introdução

As modalidades ventilatórias são a maneira pela qual os ciclos ventilatórios serão disponibilizados pelo ventilador.

# Modalidade Controlada (CMV)

Na VM, a modalidade controlada controla o ciclo respiratório de modo extremamente rígido e não permite interferência externa (paciente). O ventilador irá dispensar (liberar) pacotes fixos de volume ou pressão em intervalos fixos de tempo.

## Indicações

Paciente sob ventilação mecânica com necessidade de repouso absoluto da musculatura respiratória.

## Vantagens

Repouso muscular (desde que o paciente não apresente estímulo ou *drive* respiratório).

Para exemplificar, caso clínico 1 (Quadro 8.1).

| **Quadro 8.1: Caso clínico 1** |
| --- |
| Imagine o seguinte cenário: |
| Paciente com 80 kg (peso predito), internado por politrauma, evolui com rebaixamento do nível de consciência e necessidade de intubação orotraqueal. Você recebe o paciente na UTI com a seguinte programação: |
| **Modo de ventilação:** volume controlado (VCV)<br><br>**Modalidade:** controlada<br><br>**Volume corrente:** 400 mL<br><br>**Frequência respiratória programada:** 12 rpm<br><br>**Fluxo:** 40 L/min<br><br>**PEEP:** 5 $cmH_2O$<br><br>**Ao exame físico:** taquicárdico, com sinais de desconforto respiratório (tiragem intercostal) e sudoreico. |
| Pergunta-se: |
| 1. O desconforto respiratório pode ser explicado pela escolha da modalidade ventilatório? Resposta: Sim. |
| 2. O que ocorre quando o paciente tenta disparar o ventilador? Resposta: Nada. Nessa modalidade, não há ajuste de sensibilidade. Nessa situação, o paciente respira contra "um tubo fechado". |
| Experiência |
| 1. Oclua suas narinas e boca. Tente respirar. |
| 2. A sensação é desconfortável, não! |
| 3. Por mais que você tente ou quanto maior o esforço feito, não conseguimos respirar. Essa é a sensação de desconforto e gasto energético despendido pelo paciente. |
| **Conclusão:** modalidade atualmente em desuso. |

## Desvantagens

Em função de seu princípio de funcionamento, não permite a interferência do paciente.

# Modalidade Assistido/Controlada (A/C)

A modalidade A/C é derivada da ventilação mecânica controlada (CMV). A grande diferença é permitir o ajuste de sensibilidade, ou seja, o paciente é capaz de disparar o ventilador, caso faça um esforço muscular.

Um exemplo de sistema semelhante de funcionamento é a bomba de PCA (*patient-controlled analgesia*) ou analgesia controlada pelo paciente. Esse equipamento permite um controle uniforme do uso parenteral de analgésicos. Nesse sistema, o operador estabelece a dosagem de analgésicos que o paciente receberá a cada período de tempo (por exemplo: 4/4 horas ou 6/6 horas) e permite ainda "doses bólus", que são liberadas quando o paciente sente dor.

A modalidade A/C pode ser definida como o modo de ventilação mecânica em que todos os ciclos são idênticos, independentemente do modo de disparo: ventilador/tempo ou paciente/sensibilidade.

**As características são:**

- Permite que o operador escolha o modo preferido de limitação/controle do ciclo respiratório: limitado a volume **(VCV)** ou pressão **(PCV)**;

- Permite ajuste de sensibilidade (pressão ou fluxo);

- Disparo: o início do ciclo ventilatório pode ser assistido (iniciado pelo paciente que vence o valor de sensibilidade preestabelecido) ou controlado (iniciado pelo ventilador, caso o paciente não dispare o ciclo).

- Janela de tempo: preferencial do paciente. A janela de tempo pode ser definida com o intervalo entre cada ciclo respiratório. Depende da frequência respiratória programada (no ventilador) e espontânea (esforço muscular/disparo gerado pelo paciente). Na modalidade A/C, a janela de tempo tem por princípios **"preferência e respeito"**.

– *Preferência e respeito*: o ventilador calcula a janela de tempo pela razão 60 segundos/frequência ajustada. Dessa maneira, uma ventilação com frequência ajusta de 12 rpm, terá uma janela de tempo de 5 segundos. Traduzindo do *"Ventilês"*: o ventilador entende que a cada 5 segundos deve haver um ciclo respiratório (iniciado pelo ventilador ou pelo paciente). A janela de espera é zerada após o início de cada ciclo respiratório.

No exemplo acima, o ventilador, após o término de cada respiração, espera 5 segundos para iniciar um novo ciclo, caso o paciente dispare um ciclo antes do término dessa janela, o ventilador iniciará uma nova contagem de espera de 5 segundos (ver Figuras 8.1 a 8.4).

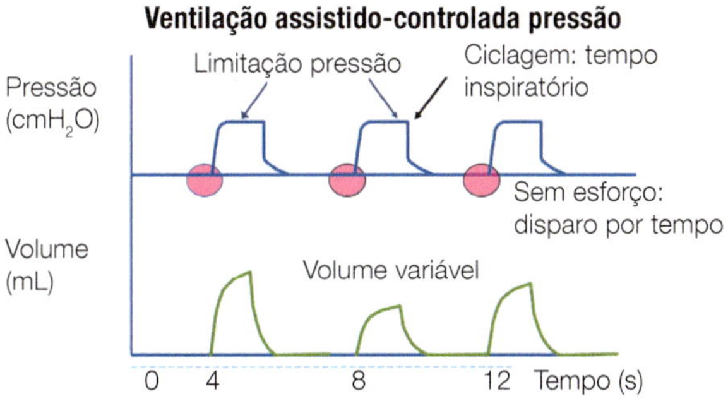


**Figura 8.1:** No gráfico de pressão, observem que não há esforço respiratório do paciente, todos os ciclos são controlados (disparo por tempo) e ocorrem a cada 4 segundos (respeito à janela de tempo). No gráfico de volume, observem que o volume corrente gerado pode ser variável quando utilizamos o modo pressão controlada. A ciclagem ocorre após o término do tempo inspiratório.

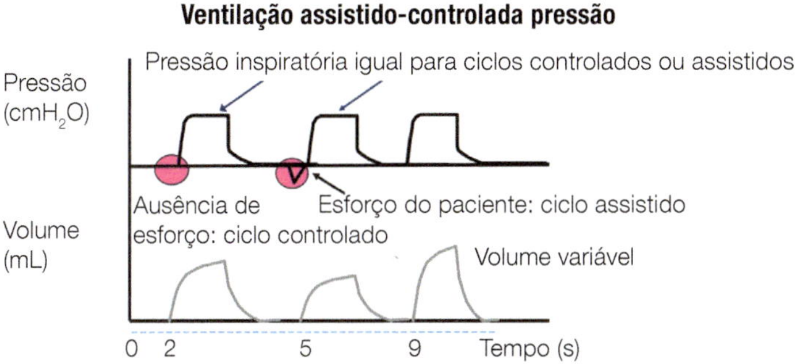


**Figura 8.2:** Observe o gráfico de tempo, após o paciente disparar o ventilador (ciclo assistido), a janela de tempo é "zerada", o ventilador aguarda (*respeita*) 4 segundos e caso o paciente não apresente esforço (*espera*), inicia outro ciclo controlado. No gráfico de pressão, observe que a pressão inspiratória é igual em todos os ciclos (assistidos ou controlados). No gráfico de volume, observe que o volume corrente gerado pode ser variável quando utilizamos o modo pressão controlada.

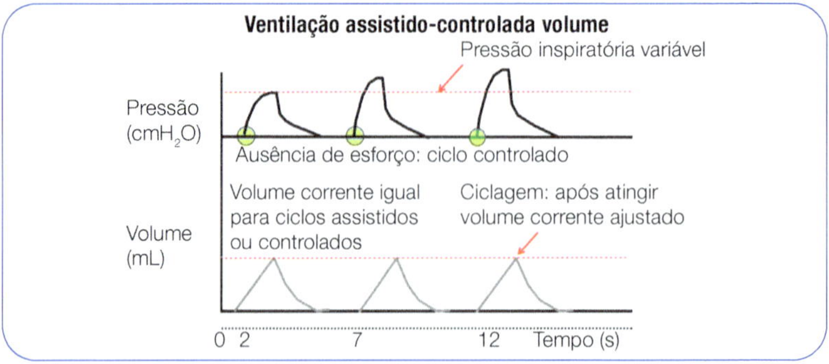


**Figura 8.3:** Observe no gráfico de pressão-tempo que o paciente não apresenta esforço muscular. Todos os ciclos respiratórios são iniciados e terminados pelo ajuste do ventilador mecânico (ciclos controlados), não há interferência do paciente. A janela de tempo é respeitada e a frequência pré-ajustada em 12 rpm, ou seja, um ciclo ocorrerá a cada 5 segundos. No gráfico de pressão-tempo, observe que a pressão inspiratória é variável. No gráfico de volume/tempo, observe que o volume corrente gerado é fixo quando utilizamos o modo volume controlado.

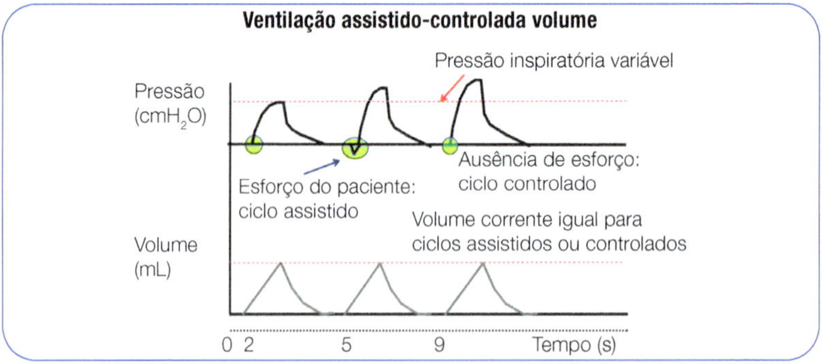


**Figura 8.4:** Observe o gráfico de pressão-tempo, após o paciente disparar o ventilador (ciclo assistido), a janela de tempo é "zerada", o ventilador aguarda (respeita) 4 segundos e caso o paciente não apresente esforço (espera), inicia outro ciclo controlado. Observe que a pressão inspiratória é variável (assistidos ou controlados). No gráfico de volume-tempo, observe que o volume corrente gerado é fixo quando utilizamos o modo volume controlado.

Analise o ciclos respiratórios a seguir.

| Tabela 8.1: Exercício de ajustes ventilatórios | | | | |
|---|---|---|---|---|
| Paciente | A | B | A | B |
| Modalidade | A/C | A/C | A/C | A/C |
| Modo | Pressão | Pressão | Volume | Volume |
| Frequência respiratória ajustada | 15 rpm | 15 rpm | 12 rpm | 15 rpm |
| Frequência respiratória total | 15 rpm | 17 rpm | 12 rpm | 20 rpm |
| Tempo inspiratório | 1,0 s | 1,0 s | 40 L/min | 40 L/min |
| Sensibilidade | 2 L/min | 2 L/min | 2 L/min | 2 L/min |
| PEEP | 5 $cmH_2O$ | 5 $cmH_2O$ | 5 $cmH_2O$ | 5 $cmH_2O$ |
| Janela de tempo | 60/__=__ | 60/__=__ | 60/__=__ | 60/__=__ |

Nesse exercício, podemos concluir que o ventilador do paciente A inicia um ciclo respiratório a cada 4 segundos, caso ele dispare um ciclo assistido o ventilador zera a janela de tempo e espera que outro esforço aconteça em 4 segundos, caso não ocorra disparo por sensibilidade, um ciclo controlado é iniciado.

O paciente do ventilador do paciente B inicia um ciclo respiratório a cada 3,5 segundos, caso ele dispare um ciclo assistido o ventilador zera a janela de tempo e espera que outro esforço aconteça em 3,5 segundos, caso não ocorra disparo por sensibilidade, um ciclo controlado é iniciado.

O paciente do ventilador do paciente C inicia um ciclo respiratório a cada 5 segundos, caso ele dispare um ciclo assistido o ventilador zera a janela de tempo e espera que outro esforço aconteça em 5 segundos, caso não ocorra disparo por sensibilidade, um ciclo controlado é iniciado.

O paciente do ventilador do paciente D inicia um ciclo respiratório a cada 3 segundos, caso ele dispare um ciclo assistido o ventilador zera a janela de tempo e espera que outro esforço aconteça em 3 segundos, caso não ocorra disparo por sensibilidade, um ciclo controlado é iniciado.

• Repetição: todos os ciclos são iguais, seja controlado (iniciado pelo ventilador) ou assistido (iniciado pelo paciente). O paciente receberá um pacote fixo pré-ajustado pelo operador. Observe as Figuras 8.5 e 8.6.

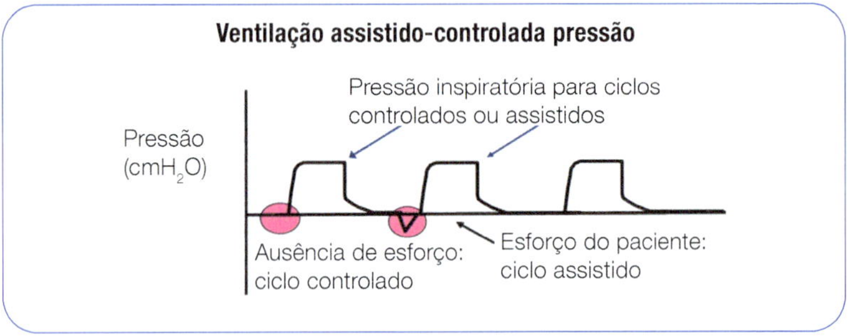


**Figura 8.5:** Paciente ventilado em modo volume controlado (VCV) e modalidade assistido/controlada (A/C). Observe que a pressão inspiratória é igual, independente da modo de início do ciclo respiratório.

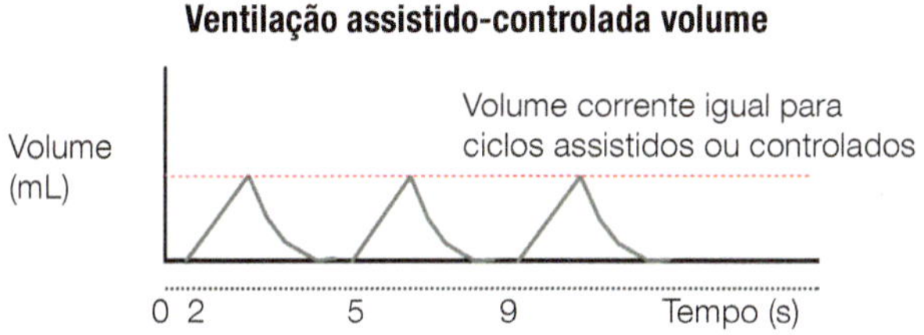


**Figura 8.6:** Paciente ventilado em modo volume controlado (VCV) e modalidade assistido/controlada (A/C). Observe que o volume corrente é igual, independente da modo de início do ciclo respiratório.

## Vantagens

Há uma redução do trabalho muscular, decorrente do repouso da musculatura respiratória. Em condições normais, a musculatura respiratória é responsável por cerca 2%-5% do consumo calórico global. Em paciente com insuficiência respiratória, a musculatura respiratória pode ser responsável por 20%-30% do consumo energético e em torno de 12% do consumo de oxigênio. Em situações críticas, a redução do gasto energético e do consumo de oxigênio é uma estratégia terapêutica fundamental.

A modalidade A/C permite que o operador exerça controle rígido sobre os determinantes da ventilação pulmonar (frequência respiratória, pressão inspiratória ou volume corrente e tempo ou fluxo inspiratório). O objetivo é garantir uma ventilação mínima e troca gasosa adequada.

## Desvantagens

Não deve ser utilizada como método de desmame do paciente, apenas como método inicial de ventilação.

Essa modalidade geralmente necessita de sedação mais profunda para uma correta adaptação do paciente/ventilador.

A principal desvantagem da modalidade A/C reside, sobretudo, na ocorrência da hiperventilação (aumento excessivo do volume-minuto) e suas complicações. Risco de alcalose respiratória, o aumento excessivo do volume-minuto acarreta redução dos níveis da $PaCO_2$. Pacientes com febre, dor, agitação psicomotora, ansiedade, lesão cerebral grave e sepse, dentre outros, são os mais susceptíveis.

Obs.: o volume-minuto é consequência do volume corrente e da frequência respiratória, o aumento excessivo de um dos fatores ou de ambos pode acarretar redução do tempo expiratório e aprisionamento progressivo de ar (auto-PEEP).

Lembramos ainda que, como modalidade de ventilação mecânica invasiva, a respiração ocorre de maneira diversa da fisiologia. Quando respiramos de modo espontâneo, sem suporte ventilatório, a inspiração e expiração ocorrem de maneira fisiológica. A inspiração acontece por meio da redução da pressão intratorácica, gerando gradiente negativo para a entrada de ar e aumento do retorno venoso ao coração. A expiração ocorre por aumento da pressão intratorácica, gerando gradiente positivo para a saída do ar e redução do retorno venoso ao coração. Em pacientes submetidos a suporte ventilatório (seja invasivo ou não), observamos a inversão da fisiologia, ou seja, a inspiração passa a ser realizada em pressão positiva, com aumento da pressão intratorácica, acarretando redução do retorno venoso. A expiração, em função da diminuição da pressão intratorácica, passa a ser favorável ao retorno venoso. Além da "inversão da fisiologia", devemos acrescentar a indicação (procedimento cirúrgico, infecção, choque, parada cardiorrespiratória, etc.) da ventilação mecânica e o *status*/comorbidades do paciente como fatores que potencializam a instabilidade hemodinâmica (no caso, hipotensão).

## Indicação

Recomendada como modo inicial para a ventilação mecânica de pacientes submetidos a intubação orotraqueal.

## Recomendações

A seguir, podemos ver na Tabela 8.2 as diferenças entre A/C a volume e à pressão.

| Tabela 8.2: Diferenças entre a modalidade A/C limitada a volume e a pressão | | |
|---|---|---|
| | ***Volume*** | ***Pressão*** |
| Riscos | ↑ Pressão de pico na via aérea | ↓ Volume corrente e minuto |
| Ajuste | Fluxo inspiratório | Tempo inspiratório |
| Sempre | Rever o conforto do paciente | Rever o conforto do paciente |

- Na ventilação mecânica modo limitado a volume (VCV) e modalidade assistido/controlada (A/C): o volume corrente e fluxo inspiratório são fixos, porém a pressão inspiratória é variável. Ajustar o alarme de pressão da via aérea. Reavaliar o ajuste dos níveis de fluxo inspiratório e volume corrente e reajustar de acordo com as necessidades do paciente.

- No modo limitado a pressão (PCV) volume e modalidade assistido/controlada (A/C): a pressão e o tempo inspiratório são fixos, porém o volume corrente é variável. Ajustar o alarme de pressão da via aérea. Reavaliar o ajuste dos níveis de pressão de pressão e/ou tempo inspiratório reajustar de acordo com as necessidades do paciente.

- Verificar o conforto do paciente e, caso necessário, reajustar a sedação.

- Considerar a progressão da ventilação, quando indicado, para outra modalidade de desmame.

# Ventilação em Pressão de Suporte (PSV)

Hoje, a PSV é o método ideal de retirada progressiva do suporte ventilatório, nos pacientes que recebem suporte ventilatório invasivo, definido como "desmame".

A modalidade PSV tem por princípio a "liberdade" do paciente. Nessa modalidade, o paciente controla a frequência respiratória, a duração do ciclo e o esforço respiratório (consequentemente o volume corrente).

Pensando em um paciente submetido à prótese total de quadril e comparando com as modalidades ventilatórias: a modalidade A/C corresponderia à fase de imobilização ("cadeira de rodas") e a PSV como a fase em que paciente utiliza uma órtese ("bengala, andador"), ou seja, quando o paciente necessita de ajuda para caminhar ("suporte").

Não há ciclos controlados ou gerados pelo ventilador (disparo por tempo), todos os ciclos são espontâneos (disparo por sensibilidade). Não há frequência respiratória ajustada (programada pelo operador); assim, o paciente fica livre para respirar quantas vezes desejar por minuto. Assim como a órtese não caminha pelo paciente, a PSV não respira pelo mesmo, ou seja, é necessário que o paciente tenha força e estímulo (*drive* respiratório) para respirar (caminhar).

A respiração ocorre com o auxílio de uma pressão inspiratória pré-ajustada (Pressão de Suporte), esse suporte ventilatório tem por objetivo vencer a resistência do circuito e do tubo traqueal.

Ao contrário da modalidade assistido/controlada, em que a ciclagem ocorre após o término do tempo inspiratório (PCV) ou após atingir o volume corrente pré-ajustado (VVC), na modalidade PSV a ciclagem acontece após o ventilador detectar a queda do fluxo inspiratório (Figura 8.7 e Quadro 8.2).

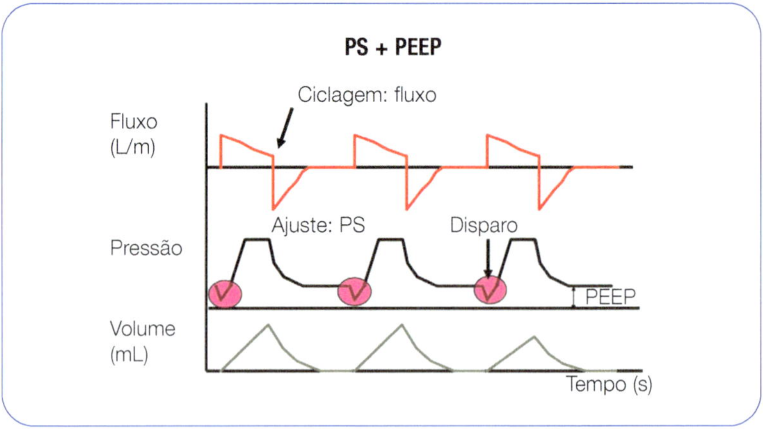


**Figura 8.7:** Observe que todos os ciclos são espontâneos, necessitando do esforço (disparo) do paciente. A ciclagem ocorre quando o fluxo inspiratório cai e atinge o nível predeterminado (geralmente com 25% do fluxo inspiratório máximo). Após atingir o critério de ciclagem, a válvula abre, dando início a fase expiratória. Note ainda, no gráfico de volume, que o volume corrente, como todo modo limitado à pressão, pode ser variável.

| Quadro 8.2: Para reforçar |
| --- |
| 1. Quanto menor o ajuste de ciclagem (por exemplo: 25%, 20%, 15% e 10%), mais longo será o tempo inspiratório |
| 2. Quanto maior o ajuste de ciclagem (por exemplo: 30%, 40%, 50% e 60%), mais curto será o tempo inspiratório |

Vamos fazer outro exercício imaginativo: pense que você está em uma estrada com pedágio automatizado, imagine ainda que você possui um cartão de passagem. Quando você for passar pela cancela, deve reduzir a velocidade do carro até um valor predeterminado (em 30 km/h), o sensor percebera sua presença e permitirá a passagem. Voltando para o *"Ventilês"*: a velocidade predeterminada é o critério de ciclagem e a passagem pela cancela é a abertura da válvula expiratória.

Na maioria dos ventiladores, o valor predeterminado é de 25% do pico de fluxo inspiratório, entretanto, nos ventiladores atuais existe a possibilidade de ajuste desse critério (Figura 8.8). Quanto maior a porcentagem (30%, 40%, 50%, 60%) mais rápido ocorre o término da inspiração (tempo inspiratório menor). Por outro lado, quanto menor a porcentagem (20%, 15%, 10%) mais tardiamente ocorre a ciclagem (maior o tempo inspiratório) (Figura 8.9).

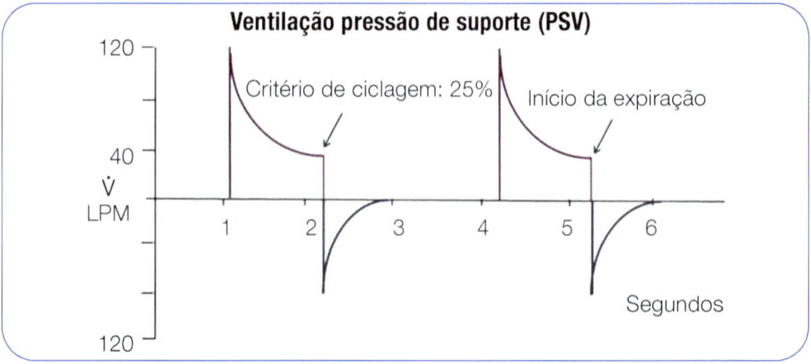


**Figura 8.8:** Observe o fenômeno da ciclagem (passagem da inspiração para a expiração) da modalidade PSV. Nesse exemplo, o critério de ciclagem foi estabelecido em 25% do pico do fluxo na inspiração. O pico de fluxo atingido foi 120 L/min. Nessa figura, a ciclagem ocorre quando o fluxo inspiratório cai abaixo de 30 L/min.

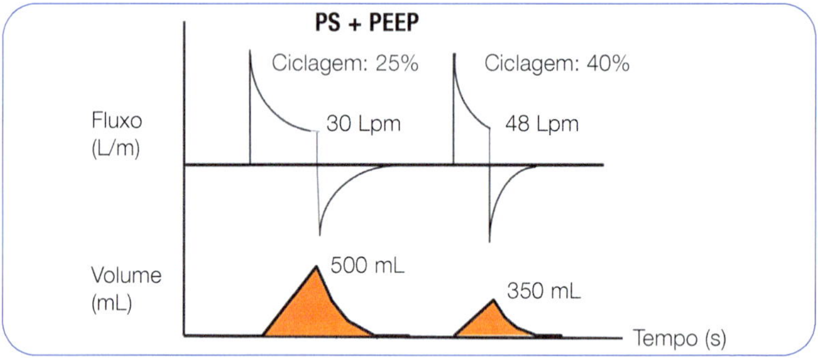


**Figura 8.9:** Descreve o comportamento do ciclo respiratório em dois ciclos com critérios de ciclagem diferentes, o primeiro ciclo com critério de ciclagem em 25% do valor máximo de fluxo na inspiração (120 L/min) e o segundo com critério de ajuste em 40%. Observe as diferenças de volume corrente gerado pela mudança no critério de ciclagem e da duração do ciclo respiratório. O volume corrente gerado no primeiro exemplo foi de 500 mL e o tempo total do ciclo respiratório foi de 3 segundos. O volume corrente gerado no segundo exemplo foi de 350 mL e o tempo total do ciclo respiratório foi de 2 segundos.

## Indicação

A modalidade PSV está indicada para pacientes que já resolveram a causa da insuficiência respiratória e estão iniciando o processo de desmame ventilatório.

Devem, na teoria, ter estabilidade cardiovascular (permitido o uso de baixas doses de drogas vasoativas), da mecânica respiratória (melhora da complacência e resistência), da troca gasosa (oxigenação adequada e normocapnia ou retorno aos valores basais em paciente retentores de $CO_2$) e hidreletrolítca (correção dos distúrbios acidobásicos e normalização dos níveis séricos de cálcio, magnésio, fósforo, sódio e potássio).

Outro fator fundamental: o paciente deve apresentar *drive* e estímulo respiratório adequado.

Os valores médios utilizados são: 5-20 $cmH_2O$. O nível ideal: deve manter a atividade muscular diafragmática, sem causar fadiga, hiperinsuflação pulmonar, assincronia ou aumento do trabalho inspiratório. Desaconselhamos valores superiores à 20 $cmH_2O$, nessa situação reavaliar o retorno para a modalidade assistido/controlada (A/C).

## Vantagens

É o método ideal para retirada gradual do suporte ventilatório. Maior conforto para o paciente, menor necessidade de sedação. O paciente controla o tempo inspiratório e a frequência respiratória. Traz menor risco de atrofia muscular.

## Desvantagens

Risco de hipoventilação alveolar, como o método controlado à pressão, o ventilador garante a pressão ajustada, porém o volume corrente é variável. Todos os ciclos respiratórios são espontâneos, caso o paciente não dispare o ventilador: seja por alteração do *drive* respiratório, nível de consciência, ou por fadiga muscular, não haverá ventilação, o paciente apresentará apneia.

Risco de hiperventilação alveolar, pense em um paciente com dor, febre, ansiedade ou respiração de Cheyne-Stokes. Nesses exemplos, podemos observar aumento da frequência respiratória e, consequentemente, do volume-minuto.

Na Figura 8.10, há um fluxograma que sugere como ajustar o ventilador em modalidade pressão de suporte.

**1. O paciente tem *drive* respiratório?**
**2. Tenho familiaridade e experiência com a modalidade?**
**3. Tenho certeza que o paciente não está fazendo apneia?**

↓

**Caso as respostas sejam positivas**

↓

**Calcular inicialmente o peso predito do paciente**

↓

**Seguir as recomendações de volume de acordo com o perfil do paciente:**
Pacientes gerais: 6 mL/kg peso predito
Pacientes obstrutivos (asma e DPOC): 6 mL/kg peso predito
Pacientes com sepse ou SDRA: 4-6 mL/kg

↓

**Ajuste do alarme de pressão da via aérea**
Limitação de 40 $cmH_2O$

↓

**Pressão inspiratória**
Iniciar com 20 $cmH_2O$. Reduzir de 2 em 2 $cmH_2O$ em intervalos de 6/6 horas, desde que o paciente não apresente sinais de desconforto respiratório. A redução pode ser realizada com mais rapidez caso o paciente gere volume corrente superior ao valor máximo (10 mL/kg). **Caso o paciente necessite de valores superiores a 20 $cmH_2O$**, considerar a troca para outra modalidade ventilatório e/ou necessidade de sedação.

↓

**PEEP**
Valores iniciais em 3 a 5 $cmH_2O$

↓

**Frequência respiratória alvo**
FR < 30 irpm

↓

**Tempo inspiratório**
O tempo inspiratório não é ajustado na modalidade PSV.
O tempo inspiratório e o tempo total do ciclo respiratório dependem do critério de ciclagem (ver acima). A titulação deve ser individualizada de acordo com o perfil do paciente; em geral, o valor utilizado é de 25%. Pacientes obstrutivos podem se beneficiar de critérios mais elevados (40%, 50%, 60% ...), a fim de evitar o aparecimento de auto-PEEP.

↓

**Fração inspirada de oxigênio ($FiO_2$)**
Valor inicial 100% ou 1,0. Reajuste após a primeira gasometria (rever acima).

**Figura 8.10:** Como ajustar o ventilador em pressão de suporte.

A ventilação mandatória intermitente sincronizada (SIMV) ainda é amplamente utilizada em nosso país. Para os desavisados, constitui como método ideal de ventilação mecânica, pois contempla as diversas fases: intubação orotraqueal, suporte ventilatório e desmame. Tem características comuns entre o modo A/C e a ventilação em pressão de suporte.

Na modalidade SIMV/PS, a janela de tempo tem por princípio a "pontualidade".

**Pontualidade:** a SIMV/PS cumpre os seus ajustes, independentemente de o paciente disparar ou não o ventilador, um ciclo respiratório ocorrerá após o término da janela de tempo.

No exercício a seguir, calcule a janela de tempo (Tabela 8.3).

| Tabela 8.3: Exemplo 1 | |
|---|---|
| O paciente A foi submetido a IOT + Vmec em consequência de artroplastia total de quadril direito. Após o término do procedimento cirúrgico, foi sugerido a mudança para a modalidade SIMV, com a seguinte programação: | |
| Paciente | A |
| Modalidade | SIMV |
| Modo | Pressão controlada |
| Frequência respiratória | 12 rpm |
| Frequência total | 16 rpm |
| Fluxo inspiratório | 40 L/min |
| Sensibilidade | 2 L/min |
| PEEP | 5 $cmH_2O$ |
| Janela de tempo | 60/ = <br><br>Cada janela de tempo ocorrerá a cada (5) segundos |

Na modalidade SIMV/PS, um ciclo iniciará a cada cinco segundos, independente do paciente disparar ou não o ventilador mecânico.

Observem nas Figuras 8.11 e 8.12, a diferença de janela de tempo nas modalidades: SIMV/PS e assistido/controlada à pressão.

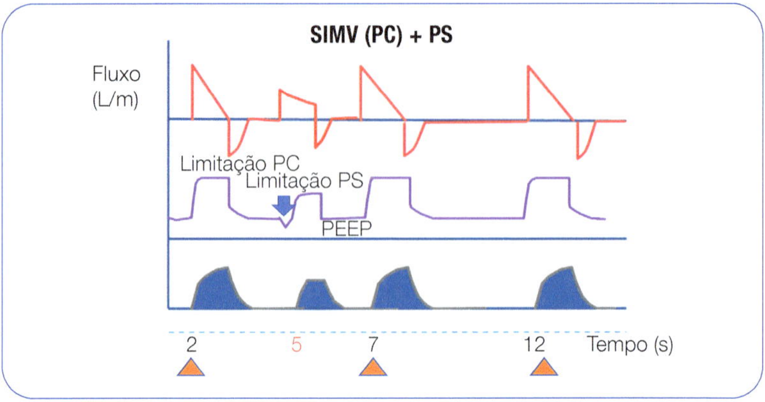


**Figura 8.11:** Representação de um momento ventilatório, representativo do exercício 8.1. Observe que um ciclo assistido (iniciado pelo ventilador, triângulo laranja) ocorre a cada cinco segundos (pontualidade), são os ciclos onde não observamos inflexão (negativação) no gráfico de pressão. O primeiro ciclo ocorre no segundo dois (assistido). O segundo ciclo ocorre no quinto segundo (ciclo espontâneo ou disparado pelo paciente), observe o esforço do paciente no gráfico de pressão (seta azul). Observe a diferença de volume corrente gerado entre os ciclos assistidos e espontâneo (modo pressão controlada). Observe a diferença entre picos pressóricos nos ciclos assistidos e espontâneo.

**Tabela 8.4: Exemplo 2**

| O paciente A foi submetido a IOT + Vmec em consequência de insuficiência respiratória (pneumonia bacteriana). Ventilação mecânica iniciada em modo pressão controlada e modalidade assistido/controlado. | |
|---|---|
| Paciente | B |
| Modalidade | A/C |
| Modo | Pressão controlada |
| Frequência respiratória | 12 rpm |
| Frequência total | 16 rpm |
| Sensibilidade | 2 L/min |
| PEEP | 5 $cmH_2O$ |
| Janela de tempo | 60/ =<br><br>Cada janela de tempo ocorrerá a cada (5) segundos |

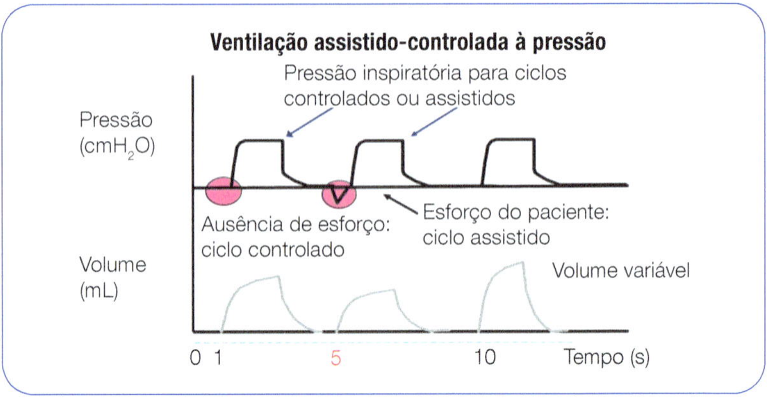


**Figura 8.12:** Representação de um momento ventilatório, representativo do exercício 8.2. Observe que um ciclo assistido (iniciado pelo ventilador), são os ciclos onde não observamos inflexão (negativação) no gráfico de pressão. O primeiro ciclo ocorre no segundo um (assistido).O segundo ciclo ocorre no quinto segundo (ciclo espontâneo ou disparado pelo paciente), observe o esforço do paciente no gráfico de pressão. Observe que o ventilador respeita e espera que o paciente inicie um novo ciclo, como esse fato não ocorre, um novo ciclo assistido inicia no segundo dez. Observe a diferença entre os volumes correntes gerados entre os ciclos (modo pressão controlada).

## Indicações

As indicações para o uso da SIMV são em pós-operatório de pacientes submetidos à anestesia geral e portadores de neuropatias em fase inicial do processo de desmame, a fim de garantir o volume-minuto mínimo.

Assim que o controle (*drive* ou estímulo) ventilatório se mostrar estável, deve-se modificar para a **modalidade pressão de suporte**.

## Vantagens em relação à modalidade A/C

As vantagens em relação à modalidade A/C são: maior conforto para o paciente, menor necessidade de sedação, menor incidência de auto-PEEP e interferência sobre o status hemodinâmico do paciente. Os ciclos espontâneos permitem um melhor retorno venoso ao coração, comparados com os ciclos A/C.

A modalidade SIMV é uma associação da modalidade assistido/controlada e pressão de suporte. Na Figura 8.13, há um fluxograma representativo.

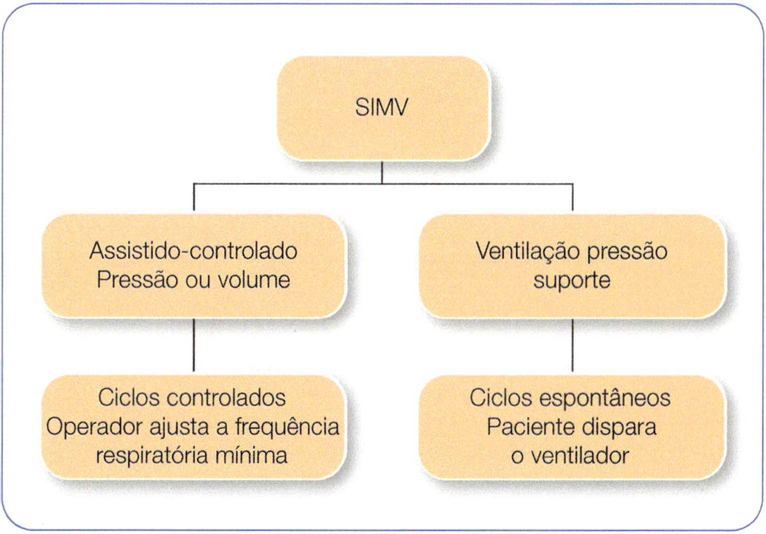


**Figura 8.13:** Princípio de funcionamento da modalidade SIMV.

## Particularidades e questionamentos da SIMV

Alguma vez você já caminhou sobre uma escada com tamanhos diferentes de degraus? Quando nos deparamos com uma escada com degraus de largura ou altura diferentes, temos dificuldade e descoordenação do movimento (assincronia), inclusive com risco de queda. Na VM, a SIMV apresenta um problema similar. Lembramos que a SIMV tem a combinação de ciclos assistidos e espontâneos. Analise as Figuras 8.14 e 8.15.

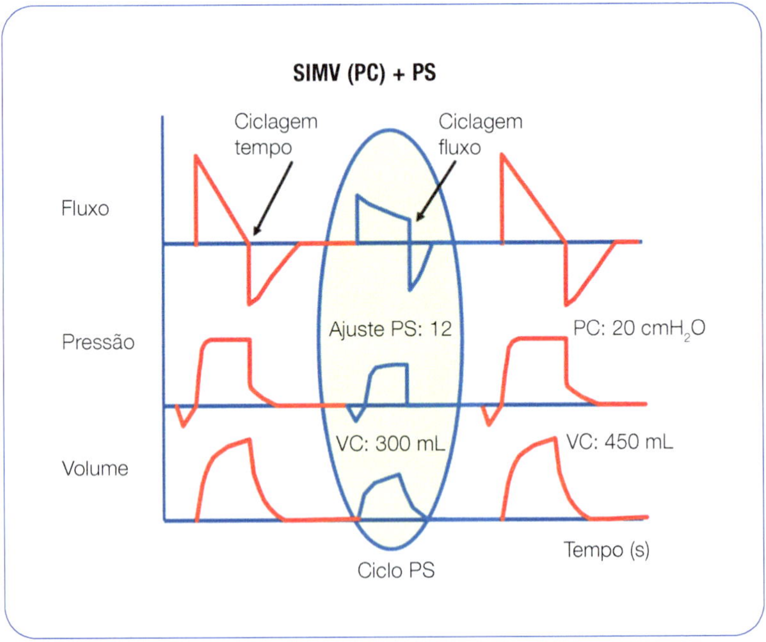


**Figura 8.14:** Gráfico representativo de um paciente ventilado em SIMV/PS em modo pressão controlada.

Observe com atenção o gráfico de fluxo: a terminação da fase inspiratória tem critérios diferentes. Nos ciclos assistidos (vermelho), a ciclagem ocorre após o término do tempo inspiratório, destacamos que o fluxo inspiratório atinge a linha de base (zero). Nos ciclos espontâneos (azul), a ciclagem ocorre após a redução fluxo inspiratório atingir o valor predeterminado.

Observe a diferença nos valores de pressão inspiratória. Os níveis da pressão inspiratória dos ciclos controlados estão mais elevados que a pressão de suporte ajustada, e deveriam estar ajustados com o mesmo valor. Relembremos a história da escada com degraus de tamanhos diferentes: o ajuste desiquilibrado entre os níveis de pressão inspiratória e pressão de suporte pode gerar assincronias, desconforto respiratório desproporção entre os valores de volume corrente.

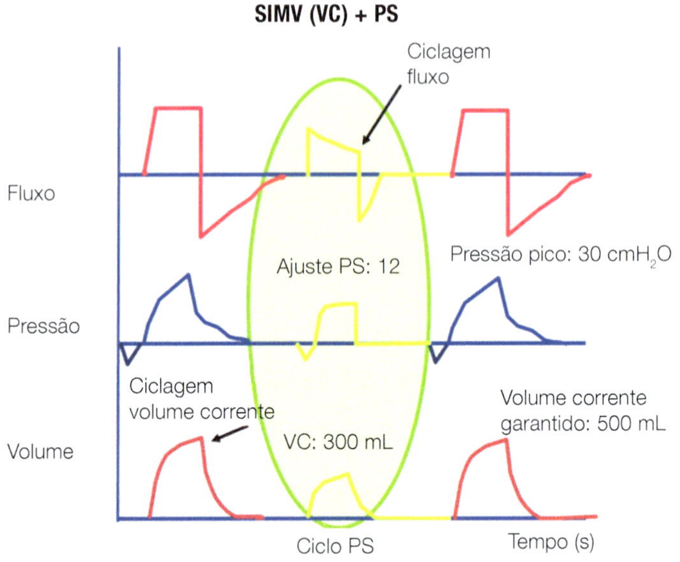


**Figura 8.15:** Gráfico representativo de um paciente ventilado em SIMV/PS em modo volume controlado.

Observe com atenção o gráfico de fluxo, a terminação da fase inspiratória tem critérios diferentes: nos ciclos assistidos acontece quando o volume corrente pré-ajustado é atingido e nos ciclos espontâneos (PS) após a queda da taxa de fluxo inspiratório atinge o valor preestabelecido.

Observe a diferença entre os valores de pressão inspiratória entre os diferentes ciclos. No exemplo acima, os níveis da pressão inspiratória dos ciclos assistidos estão mais elevados que a pressão de suporte ajustada. Relembremos a história da escada com degraus de tamanhos diferentes:

o ajuste desiquilibrado entre os níveis de volume corrente (controlado) e o gerado nos ciclos em Ventilação Pressão de Suporte pode gerar assincronias, desconforto respiratório e desproporção entre os valores da pressão inspiratória.

## Desvantagens

A primeira limitação é a acomodação. Lembre-se do exemplo da artroplastia de quadril. O paciente A foi submetido a artroplastia. Como tem dor à deambulação, prefere permanecer mais tempo na cadeira de rodas do que se esforçar e conseguir caminhar sem auxílio. Assim, o período de reabilitação (desmame) será mais prolongado. Na VM, um dos problemas da SIMV é a acomodação na ventilação mecânica ou o famoso conceito "*o paciente está encostado no ventilador*". Nessa situação, as frequências programadas são tudo que o paciente deseja, não há disparo por sensibilidade (esforço respiratório para disparar o ventilador). Em geral, quando o profissional (médico ou fisioterapeuta) enfrenta essa situação, evita a evolução do desmame, por achar que o paciente não terá estímulo respiratório para manter uma ventilação adequada. Situação extremamente frequente.

Observamos essa situação, sobretudo quando reduzimos gradativamente a frequência respiratória durante o processo de desmame.

A fadiga crônica é outra desvantagem. Na teoria, a modalidade SIMV deveria permitir o repouso da musculatura durante os ciclos assistido/controlada e a atividade muscular durante os ciclos espontâneos (PSV). Contudo, sobretudo nos ventiladores mais antigos, (por exemplo: Bear 1000, Bird 8400, Bennet 720, Servo 300 e 900) observamos a resposta inadequada dos sensores (percepção do esforço do paciente e liberação do fluxo de gás), principalmente quando o paciente tem variabilidade da frequência respiratória. A assincronia proporcionada pela interação paciente-ventilador aumenta o trabalho respiratório, acarreta fadiga muscular crônica e, em consequência, retarda o processo de desmame da ventilação.

Capítulo 9

# Interpretação de Gráficos

# Introdução

A monitorização multiparamétrica (eletrocardiograma contínuo, oximetria de pulso e pressão arterial) de um paciente grave é inquestionável; entretanto, a observação dos gráficos do ventilador mecânico é pouco valorizada.

Os ventiladores atuais permitem diversos modos de monitorização gráfica. Por convenção, disponibilizam em sua tela principal os três gráficos mais utilizados para a monitorização ventilatória. São eles: gráfico pressão/tempo, fluxo/tempo e volume/tempo.

O presente capítulo tem por objetivo abordar a importância da utilização dos gráficos ventilatórios para o manejo do paciente e ajudá-lo a decifrar esse mistério.

**A monitorização gráfica permite em tempo real a detecção de diversos processos patológicos, a condução e o ajuste adequado da ventilação mecânica e mudanças na estratégia ventilatória.**

# Gráfico Pressão/Tempo

A curva de pressão/tempo representa o comportamento da pressão na via aérea ao longo do ciclo respiratório, sendo expressa em $cmH_2O$. O valor máximo atingido é denominado pressão de pico inspiratória (Ppico) e depende da complacência e resistência do paciente.

A Ppico é diretamente proporcional à resistência, ou seja, quanto maior a resistência, maior a pressão de pico na via aérea. Entretanto, é inversamente proporcional à complacência, ou seja, quanto menor a complacência, maior a Ppico.

As fases inspiratória e expiratória estão dispostas sempre na porção superior do gráfico, ou seja, acima da linha de base, representada pelo valor mínimo de pressão na via aérea ou valor da PEEP pré-ajustada (Figura 9.1).

O comportamento da pressão inspiratória é diferente nos modos ventilatório, fato que permite distingui-los. Em pressão controlada ou pressão de suporte, o gráfico assume a característica achatada "tipo chapéu", a pressão da via aérea sobe rapidamente e se mantém constante ao longo do ciclo. Em volume controlado, assume a caracterís-

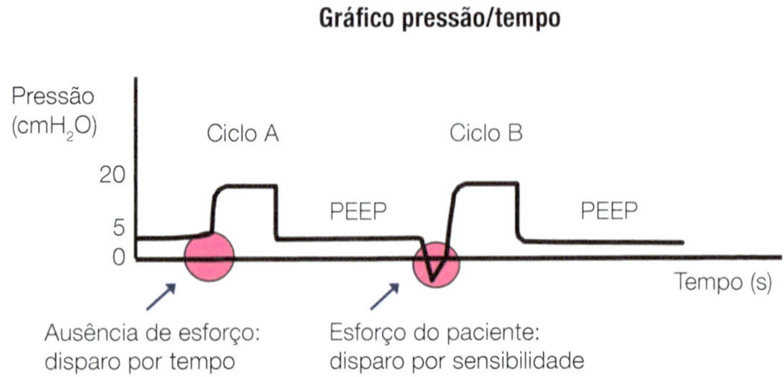


**Figura 9.1:** Observe o gráfico pressão/tempo. Neste exemplo, o valor da pressão mínima da via aérea é 5 $cmH_2O$ ou valor da PEEP pré-ajustada. É possível determinar o modo de disparo do ventilador. No ciclo A, não há presença de esforço por parte do paciente, sendo o disparo por tempo; nesse caso, o paciente recebeu um ciclo controlado. No ciclo B, há esforço do paciente para iniciar o ciclo respiratório, marcado pela presença do esforço respiratório (negativação da pressão na via aérea); assim, o ciclo é assistido/controlado e o disparo é por sensibilidade.

tica "tipo pico de montanha", a pressão da via aérea sobe com mais lentidão e se eleva ao longo do ciclo respiratório (Figura 9.2).

**Na curva pressão/tempo, as fases inspiratória e expiratória estão dispostas sempre acima da linha de base, e caso surja alguma negativação na fase do disparo, significa que o paciente realizou um esforço respiratório**

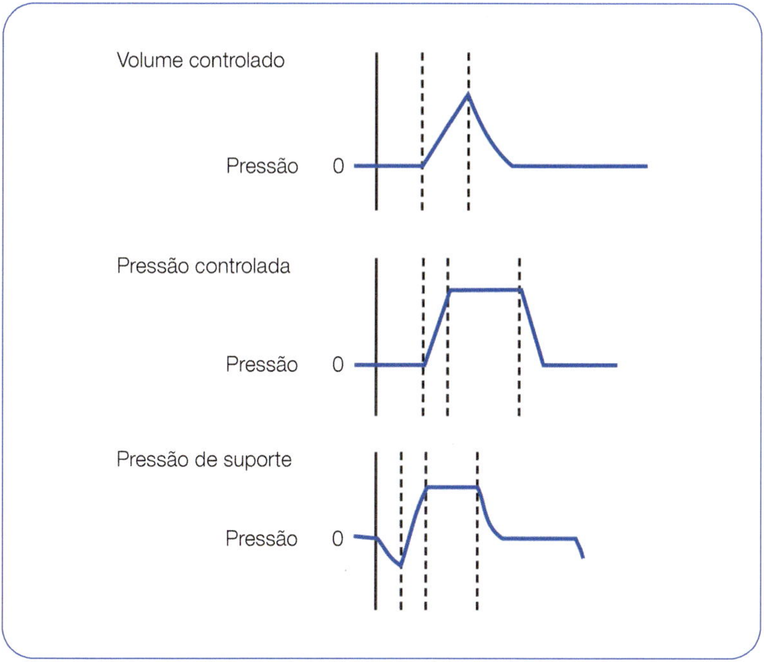


**Figura 9.2:** Exemplo de gráfico de um paciente ventilado em volume controlado, pressão controlada e pressão de suporte. Observe o diferente comportamento da pressão na via aérea: ciclo volume controlado (forma de "pico de montanha"), pressão controlada e pressão de suporte (forma de "chapéu").

# Gráfico Fluxo/Tempo

A análise da curva fluxo/tempo representa o comportamento do fluxo (expresso em litros/segundos) ao longo do ciclo respiratório (expresso em segundos). Convencionalmente, a porção positiva do gráfico representa a fase inspiratória, ou seja, a entrada do influxo de gás para o paciente. O ponto positivo mais alto dessa fase constitui o pico de fluxo inspiratório (importante para a modalidade pressão de suporte). A porção negativa do gráfico representa a saída do fluxo de gás ou fase expiratória (importante para avaliar a presença de auto-PEEP) (Figura 9.3).

Na Figura 9.4, vemos o comportamento da curva de fluxo/tempo na ventilação volume controlado, pressão controlada e pressão de suporte.

**A curva de fluxo/tempo apresenta na porção positiva do gráfico a fase inspiratória e a porção negativa do gráfico representa a fase expiratória. Esse gráfico é muito utilizado para identificar auto-PEEP (Figura 9.3).**

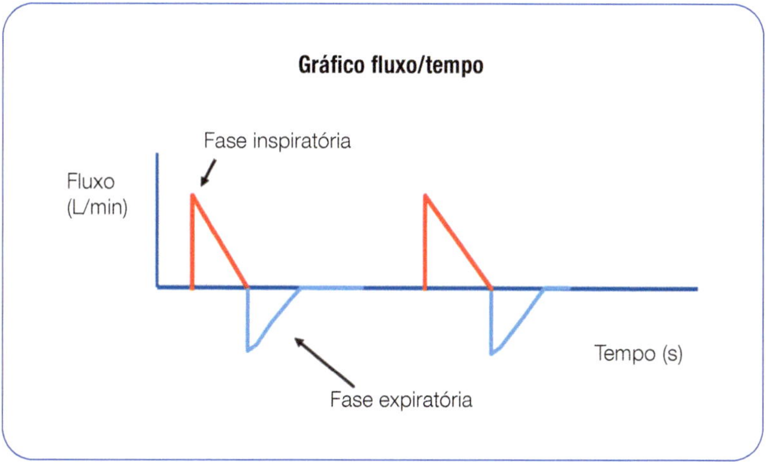


**Figura 9.3:** Observe a porção positiva do gráfico ou fase inspiratória (vermelho). Após a abertura da válvula inspiratória, há rápida entrada do fluxo de ar, até um valor máximo ou pico de fluxo inspiratório. Após atingir esse valor, a velocidade de entrada de ar vai sendo reduzida até atingir a linha de base. Nesse momento, o fluxo de gás é igual a zero e acontece a ciclagem (passagem da fase inspiratória para a fase expiratória). O início da onda negativa representa o início da expiração (azul). Observe a redução do fluxo de saída até atingir a linha de base (término).

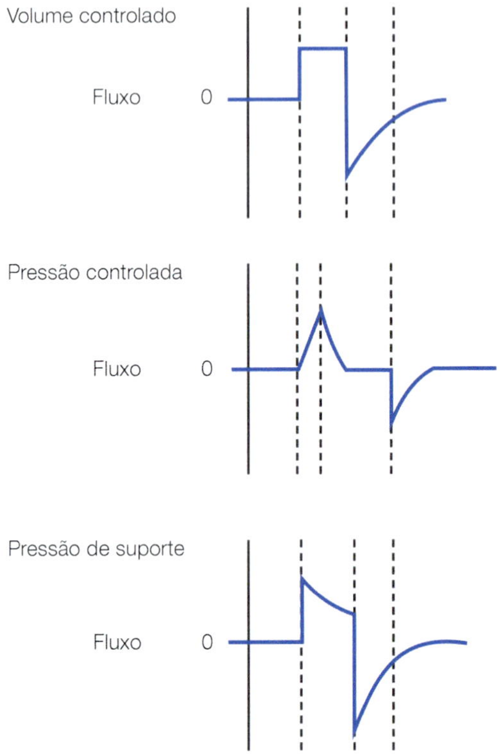


**Figura 9.4:** O comportamento da curva fluxo/tempo é diferente nos modos ventilatórios. Quando ventilado a volume controlado, a curva de fluxo se apresenta em um formato "quadrado"; na ventilação à pressão controlada, a imagem representada é por um "pico de montanha", e quando ventilado em pressão de suporte, é como se houvesse uma "montanha" com um pico direto e aos poucos ele vai diminuindo (curva descendente).

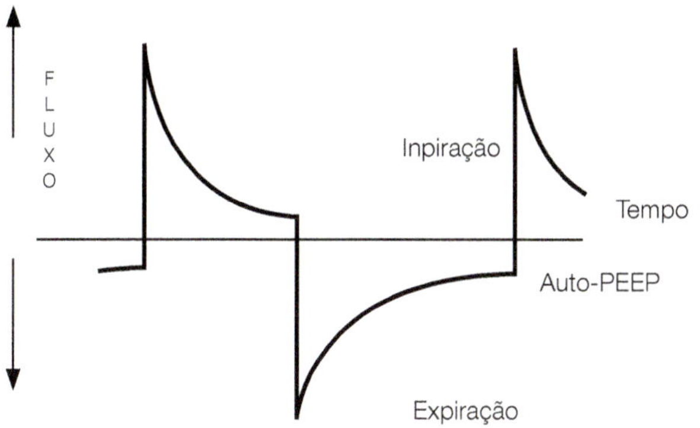


**Figura 9.5:** Gráfico fluxo/tempo. Observe que a curva de fluxo expiratório não atinge a linha de base, esse é um sinal da presença de auto-Peep.

# Curva Volume/Tempo

A análise da curva volume/tempo expressa o comportamento do volume de gás ao longo do ciclo respiratório. Ao contrário dos demais gráficos, a curva volume/tempo deve, em condições normais, sempre iniciar e terminar na linha de base (zero), não havendo deflexão negativa (abaixo da linha de base). A fase inspiratória vai desde o início até o ponto mais alto de cada gráfico e a fase expiratória inicia após o ponto máximo e vai até a linha de base (Figura 9.6).

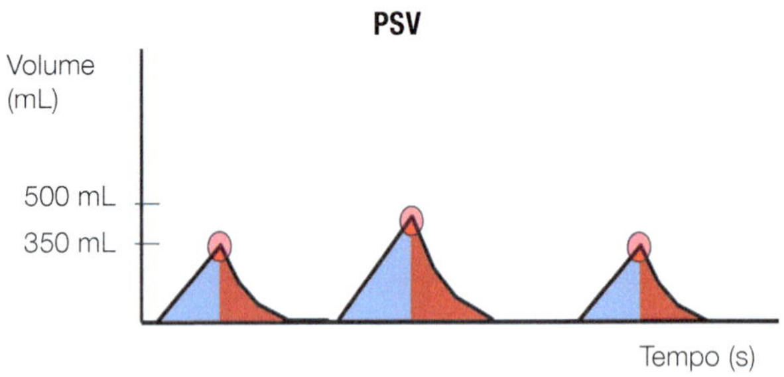


**Figura 9.6:** Gráfico volume/tempo. Observe que o volume corrente inspiratório corresponde ao ponto mais alto atingido (círculo), linha azul. Após esse ponto, ocorre a ciclagem, ou seja, passagem da fase inspiratória para a expiratória, linha vermelha.

Os volumes correntes inspiratório e expiratório são semelhantes; em condições normais, há uma pequena variação em torno de 10%.

Na Figura 9.7, podemos observar como a curva de volume/tempo se comporta na ventilação volume controlado, pressão controlada e em pressão de suporte.

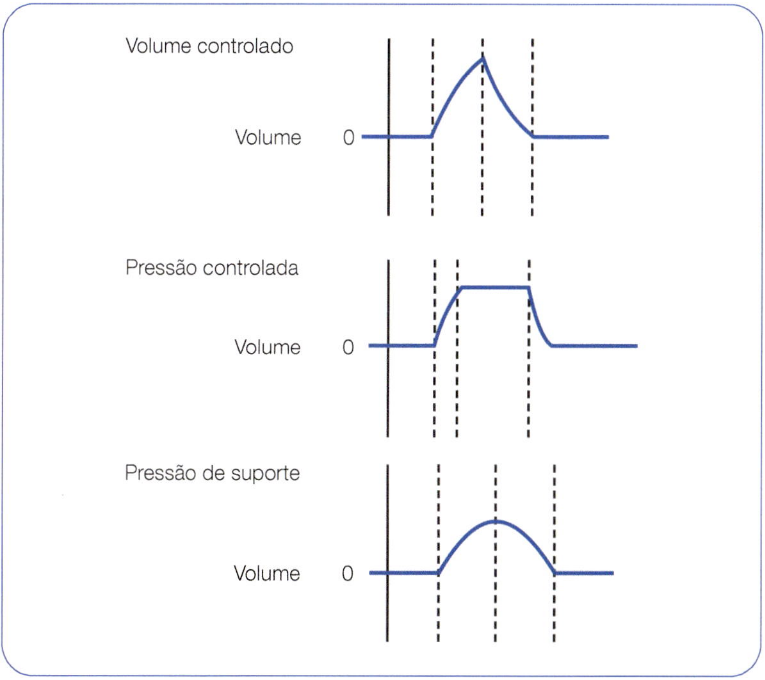


**Figura 9.7:** O comportamento da curva fluxo/tempo é diferente nos modos ventilatórios. Quando ventilado a volume controlado, a curva de fluxo se apresenta em um formato "pico de montanha"; na ventilação à pressão controlada, a imagem representada é de uma "montanha quadrada"; e quando ventilado em pressão de suporte, é como se houvesse uma "lombada".

**A curva volume/tempo deve sempre iniciar e terminar na linha de base (zero). É bastante utilizada para identificar escape aéreo (Figura 9.8).**

A observação do gráfico volume/tempo permite a quantificação do volume corrente de cada ciclo respiratório e a detecção da presença de escape aéreo (desconexão parcial, fístula, *cuff* desinsuflado ou furado, dentre outros) (Figura 9.8).

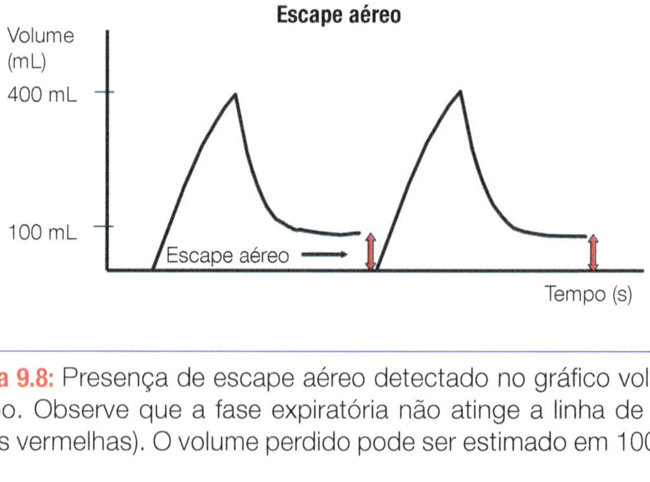


**Figura 9.8:** Presença de escape aéreo detectado no gráfico volume/tempo. Observe que a fase expiratória não atinge a linha de base (setas vermelhas). O volume perdido pode ser estimado em 100 mL.

Capítulo 10

# Assincronias

# Introdução

A assincronia pode ser definida como a incompatibilidade entre o paciente e as fases do ciclo ventilatório mecânico (inspiratória e expiratória).

A ocorrência da assincronia é um fenômeno comum, presente tanto na ventilação invasiva quanto na ventilação não invasiva. Em muitos casos, é subestimada ou não reconhecida pelos profissionais durante o tempo de ventilação mecânica.

Qualquer paciente, independentemente do seu diagnóstico, pode apresentar assincronia durante a ventilação mecânica. Alguns autores referem que a prevalência de assincronia é maior em pacientes portadores de DPOC, devido à presença do auto-PEEP intrínseca e da hiperinsuflação dinâmica.

Entretanto, a gama de pacientes que podem ser afetados é variada: doentes neurológicos (acidente vascular cerebral, hipertensão intracraniana, etc.), idosos, cardiopatas, dentre outros, também são suscetíveis à sua ocorrência.

A presença de assincronia promove aumento o trabalho respiratório, do tempo de sedação e ventilação mecânica; desconforto; elevação dos custos (tempo de internação) e de mortalidade. Assim, devemos sempre avaliar sua ocorrência e corrigi-la, quando presente.

Os fatores mais comuns relacionados ao paciente são alterações da resistência e complacência, presença de auto-PEEP, fadiga da musculatura respiratória, alterações do *drive* respiratório, febre, dor, sedação e presença de secreção.

Quanto aos fatores relacionados com o ventilador mecânico, salientamos a escolha inadequada do modo de disparo, modo ou modalidade ventilatória, uso de circuitos longos e aparelhos de tecnologia mais antiga.

A detecção de uma assincronia nem sempre é fácil, ainda mais sem equipamentos sofisticados, porém a avaliação inicial pode ser feita em qualquer local. O primeiro passo é pensar em sua existência (o paciente se encaixa no perfil de risco?), procurar por sinais clínicos sugestivos (sudorese, taquicardia, hipertensão, etc.) e observar o gráfico do ventilador. Neste capítulo, tentaremos abordar de modo claro as assincronias mais comuns.

# Disparo Ineficaz

É a mais comum das assincronias. Ocorre quando o esforço do paciente não é suficiente para disparar o ventilador. As principais causas do disparo ineficaz são: auto-PEEP, depressão do *drive* respiratório (sedação), fraqueza da musculatura respiratória, ajuste excessivo da sensibilidade e defeitos no sensor do ventilador. O disparo ineficaz pode ser comparado aos bloqueios atrioventriculares do eletrocardiograma (Figura 10.1), em que há necessidade de duas ou mais ondas P para que ocorra um batimento cardíaco.

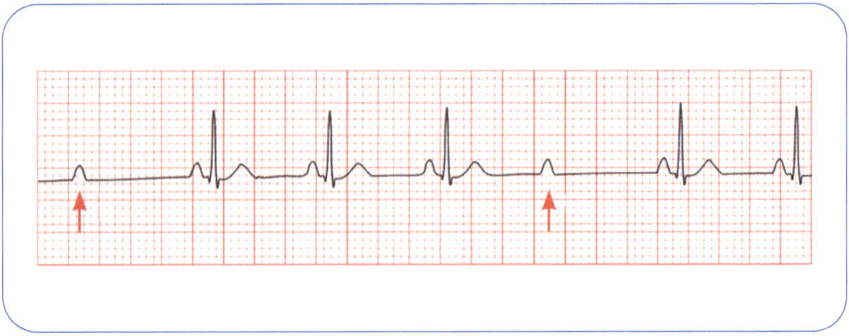

**Figura 10.1:** Observe a presença do bloqueio atrioventricular (setas) Mobitz 2:1, ou seja, são necessárias duas ondas P para a ocorrência de um batimento cardíaco.

A presença do disparo ineficaz acarreta em consumo energético, fadiga muscular crônica e contribui para a falência do desmame.

Na Figura 10.2, podemos ver a representação gráfica do disparo ineficaz.

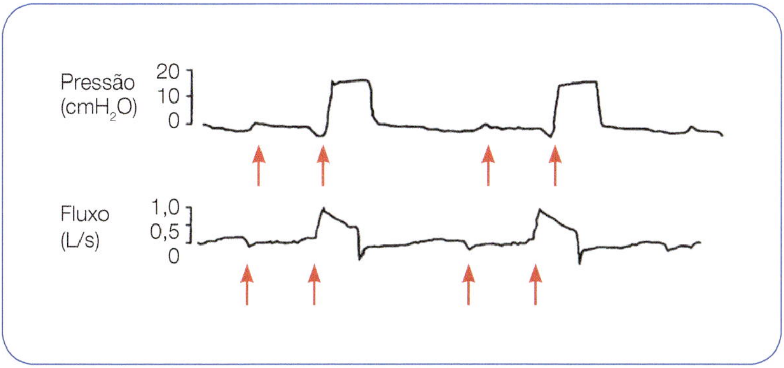


**Figura 10.2:** Observe a presença do bloqueio (setas vermelhas) "Moratz 2:1", ou seja, são necessários dois esforços (onda E de esforço) para a ocorrência de ciclo respiratório. Adaptada de Nilsestuen, J O. Respiratory Care February 2005, 50 (2) 202-234.

## Duplo Disparo

Na VM, o duplo disparo é definido como a ocorrência de esforço ventilatório após a ciclagem do ventilador, promovendo duas inspirações consecutivas. Podemos traduzir como a ocorrência de duas respirações seguidas, sem pausa entre elas.

Essa sensação pode ser experimentada quando você está respirando tranquilamente e, no meio da respiração, ocorre um soluço, que promove a atividade do diafragma e provoca um esforço respiratório.

Se compararmos com o ECG, o duplo disparo é semelhante à ocorrência do bigeminismo (Figura 10.3).

**Qual a importância em detectar o duplo disparo?**

**Resposta:** a presença do duplo disparo indica que o volume corrente ou a velocidade de oferta do gás (fluxo inspiratório) está insuficiente, ou seja, o paciente está com "fome de ar". A representação do duplo disparo pode ser observado na Figura 10.4.

Do ponto de vista prático, sua ocorrência ocasiona:

- Conflito ("briga") entre o paciente/ventilador.

• Em geral, o segundo ciclo gera volume corrente excessivo e potencializa a ocorrência de lesão induzida pela ventilação mecânica (barotrauma, volutrauma, atelectrauma e biotrauma).

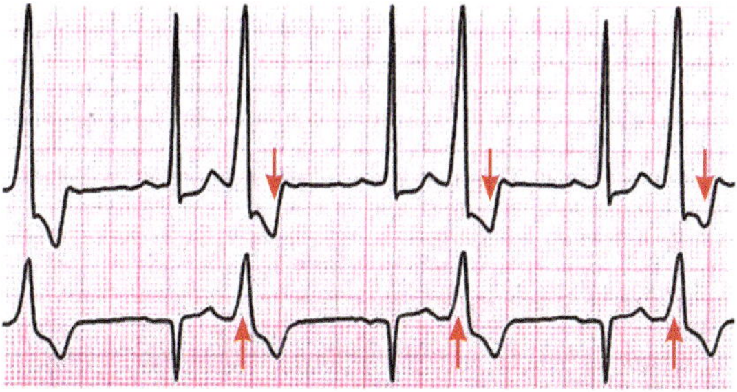

**Figura 10.3:** Observe a ocorrência de um batimento ventricular originado precocemente (setas).

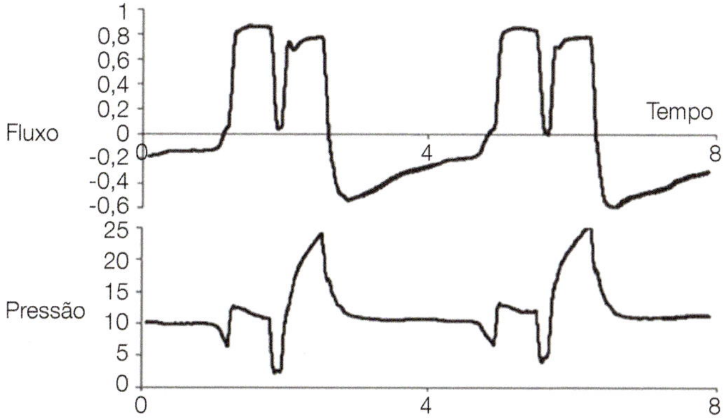


**Figura 10.4:** Observe a presença do duplo disparo ou a ocorrência duas respirações seguidas (setas) sem pausa entre elas. O paciente realiza uma nova respiração antes do término do ciclo respiratório. Adaptada de Hess DR. Respiratory Care 2005; 50(2):166-83.

Em ventilação mecânica, o autodisparo pode ser definido como um ciclo ventilatório iniciado sem a presença de esforço muscular do paciente ou ajustados no ventilador. Na língua portuguesa, pode ser traduzido como a ocorrência de "respirações fantasmas", que não são explicadas pelo esforço do paciente ou programação do ventilador. Novamente, comparando com o ECG (Figura 10.5), assemelha-se à fibrilação ventricular.

Entre as causas de autodisparo, podemos ressaltar: nebulização, oscilação cardiogênica, mau funcionamento do equipamento (ventilador), soluços, baixo limiar de disparo/sensibilidade, umidade/condensação, insuflação inadequada do *cuff* ou vazamento no circuito do ventilador e fístula broncopleural (Figura 10.6).

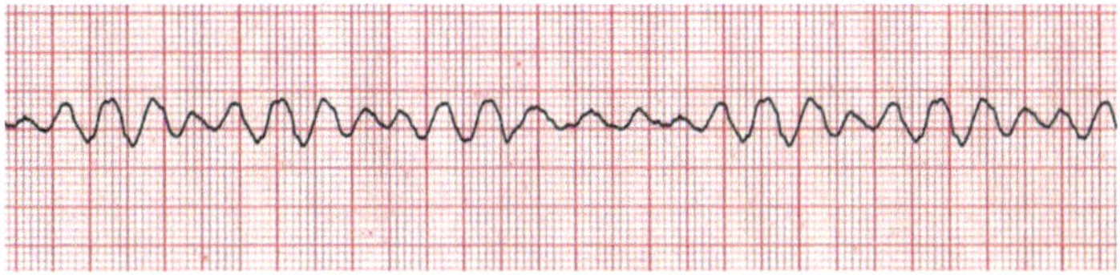

**Figura 10.5:** Observe a morfologia de fibrilação ventricular (ausência de onda P e alargamento do complexo QRS).

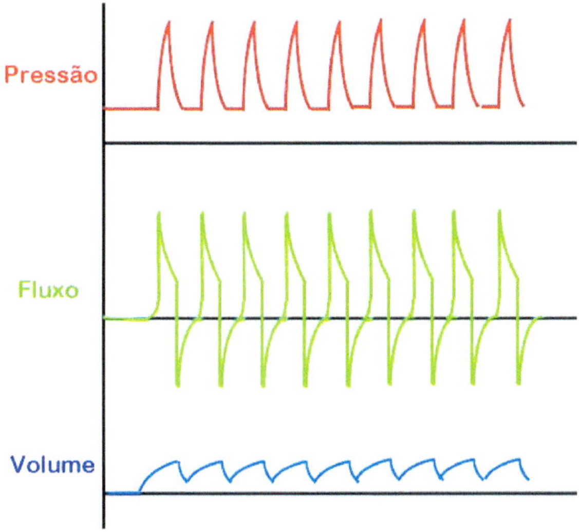


**Figura 10.6:** Note a ocorrência da autociclagem durante a ventilação mecânica em função do ajuste inadequado da sensibilidade (muito fácil de disparar o ventilador mecânico). Observe que os diversos parâmetros (pressão, fluxo e volume) apresentam morfologia semelhante. Nessa situação, o ajuste da sensibilidade, circuito (vazamento? nebulização?) e o ventilador mecânico (funcionamento adequado?) devem ser revistos.

Capítulo 11

# Mecânica Ventilatória

# Introdução

Os pacientes submetidos à VM estão vulneráveis à diversas complicações provenientes da doença de base ou de lesões induzidas pela própria ventilação mecânica artificial. A monitorização da mecânica respiratória é prática básica e fundamental, assim como a laboratorial ou hemodinâmica de um paciente crítico.

A monitorização contínua da função pulmonar tem sido apontada como um importante subsídio na prevenção de lesões induzidas pela VM.

O cálculo correto da mecânica respiratória deve respeitar as seguintes recomendações:

- Relaxamento muscular: a presença de esforço respiratório do paciente pode interferir nos valores aferidos.
- Modo volume controlado.
- Modalidade assistido/controlada.
- Fluxo inspiratório de 60 L/min.
- Onda de fluxo quadrada.
- Pausa inspiratória ≥ 2 s.

# Pressão de Platô

A VM, a pressão de platô corresponde à pressão de equilíbrio alveolar, medida por meio de uma pausa inspiratória (Quadro 11.1 – Experiência 1).

| Quadro 11.1: Experiência 1 |
|---|
| **1.** Pegue uma bexiga de festa ou uma sacolinha de supermercado. |
| **2.** Enche-a de ar. |
| **3.** Após enchê-la de ar, amarre. |
| **4.** Assim não haverá entrada ou saída de ar, ou seja, **fluxo zero**. Observe a tensão ou a força que o ar exerce em seu interior. |

Agora, como podemos determinar o estresse ou a pressão exercida sobre os alvéolos quando o ventilador insufla os pulmões? Para medir o estresse ou a pressão de platô, devemos realizar uma pausa inspiratória. Nesse momento, não há entrada ou saída de ar, ou seja, *fluxo zero*.

Podemos traduzir a pressão de platô como o estresse exercido sobre os alvéolos por uma determinada a quantidade de gás.

Em condições em que a complacência está diminuída, como na Síndrome do Desconforto Respiratório Agudo (SDRA), dizemos que os alvéolos acomodam mal o volume de ar ofertado (volume corrente). A tensão exercida ou pressão de platô está elevada.

Qual a importância de medir a pressão de platô?

Resposta: Na natureza, os diversos sistemas orgânicos ou não, quando submetidos a situações de estresse sofrem tendência ao colapso e os pulmões sob ventilação mecânica têm o mesmo comportamento. A importância de medir a pressão de platô reside em medir a tensão que exercemos sobre os pulmões e minimizar os danos induzidos pela ventilação mecânica.

Relembrando a experiência da bexiga, caso seja insuflada uma quantidade excessiva de ar, há um aumento da tensão exercida sobre suas paredes até um determinado ponto de tensão crítico: ocorrência do colapso (estouro). Na VM, caso a estratégia ventilatória exerça um estresse excessivo sobre o sistema, haverá risco de colapso. Uma dessas complicações é o pneumotórax.

A medida da pressão de platô ocorre após a insuflação pulmonar e aplicação da pausa inspiratória. Nesse momento, o ventilador fecha a válvula inspiratória (não há entrada ou saída de ar). Em geral, os ventiladores atuais há uma tecla específica no painel para o cálculo da pressão de platô: pausa inspiratória ou *Insp. hold*. Após pressionada, o ventilador realiza a aferição da pressão de platô (alguns ventiladores são capazes, automaticamente, de calcular a complacência). Nos ventiladores mais antigos, é necessário ajustar manualmente o valor da pausa inspiratória, observar e anotar o valor da pressão de platô no manômetro (Figura 11.1).

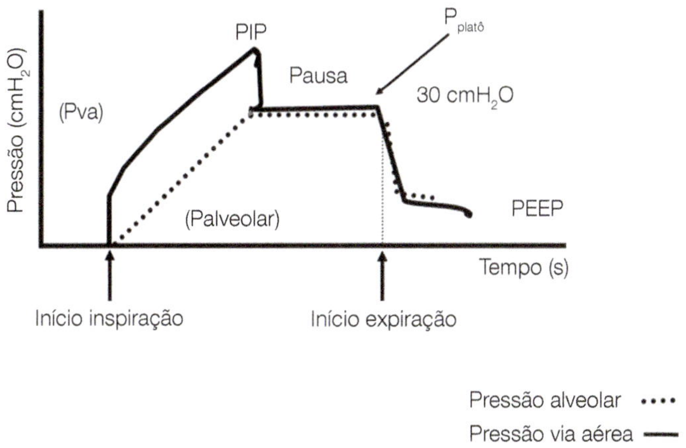


**Figura 11.1:** Gráfico pressão-tempo. Observe que a pressão na via aérea (linha contínua) é diferente da pressão de platô ou alveolar (linha pontilhada). O ponto mais alto do gráfico é representado pela pressão inspiratória máxima ou de pico (PIP). Observe o equilíbrio dos valores pressóricos após a aplicação da pausa inspiratória.

# Complacência Estática

É definida, em *"Ventilês"*, como a variação de volume pulmonar para cada unidade de variação na pressão transpulmonar ($C = \Delta V/\Delta P$).

A complacência é a maneira que o parênquima pulmonar consegue acomodar o volume de ar que entra e sai dos pulmões a cada ciclo respiratório.

Em pacientes submetidos à ventilação mecânica, os valores entre 70-80 mL/cm$H_2O$ são considerados normais e os valores inferiores a < 50 mL/cm$H_2O$ são considerados baixos.

A redução da complacência pulmonar pode ser encontrada em inúmeras patologias, sendo um exemplo típico a SDRA. Nessa patologia, observamos o preenchimento alveolar por infiltrado inflamatório (plasma, hemácias, leucócitos e plaquetas). O parênquima pulmonar fica pesado, perde a elasticidade e se torna duro ou pouco complacente.

Exemplos de redução da complacência pulmonar: pneumotórax, edema pulmonar, derrame pleural volumoso, fibrose pulmonar, dentre outros.

Nos exemplos de redução da complacência pulmonar, observamos que o pulmão, antes uma estrutura elástica, torna-se endurecido e pouco tolerante em acomodar o volume de ar (Quadro 11.2).

| **Quadro 11.2: Experiência 2** |
|---|
| Pegue um chiclete |
| Qual é o aspecto do chiclete após você iniciar a mastigação? |
| Resposta: o chiclete é mole e facilmente moldável. Caso você sopre e faça "uma bola", ela terá elasticidade e provavelmente será ampla. |
| Após um tempo de mastigação. |
| Qual é o aspecto do chiclete? |
| Resposta: endurecida e pouco moldável. Caso você sopre e faça "uma bola", ela terá pouca elasticidade, será menor e provavelmente vai estourar com facilidade. |

Para calcular a complacência estática, necessitamos de três variáveis: volume corrente expiratório (aferido no ventilador mecânico), pressão de platô (ver acima como calcular) e a pressão positiva ao final da expiração (carinhosamente chamada de PEEP e ajustada pelo operador). A seguir, temos a fórmula utilizada para calcular a complacência estática (Tabela 11.1).

$$C_{est} = \frac{\text{Volume corrente (expiratório)}}{\text{Pplatô - PEEP}}$$

| Tabela 11.1: Exercício – calcule a complacência estática | |
|---|---|
| Paciente | A, 60 anos, 60 kg (peso ideal) |
| Modalidade | Assistido/controlada |
| Modo | Pressão |
| Frequência respiratória | 12 rpm |
| Frequência total | 16 rpm |
| Tempo inspiratório | 1,2 s |
| Volume corrente | 360 mL |
| Sensibilidade | 2 L/min |
| PEEP | 5 $cmH_2O$ |
| Para isso, precisamos:<br>1. Modificar o modo ventilatório para volume controlado.<br>2. Volume corrente: 6 mL/kg.<br>3. Fixar o fluxo inspiratório em 60 L/min.<br>4. Pausa inspiratória de 2 s. | |
| Após a aplicação da pausa inspiratória, o valor aferido da pressão de platô foi de 30 $cmH_2O$ (Figura 11.1). | |
| $C_{est} = \dfrac{\text{Volume corrente (expiratório)}}{\text{Pplatô} - \text{PEEP}} = \dfrac{360}{30-5} = \dfrac{360}{25} = 14{,}4\ mL/cmH_2O$ | |

# Complacência Dinâmica

A complacência dinâmica é um índice comum e facilmente medido em qualquer modo ou modalidade ventilatória. Pode e deve ser aferido, seja modo volume ou pressão controlada, seja em modalidade assistido/controlada, SIMV ou ventilação pressão de suporte. Diferente da complacência estática, não há necessidade de repouso muscular total do paciente, utilizar modo ventilatório limitado a volume ou aplicação de pausa inspiratória.

Agora, você deve formular a seguinte pergunta: por que medir a complacência estática, já que a complacência dinâmica é menos complexa de ser calculada?

Resposta: A complacência dinâmica leva em consideração a pressão resistiva das vias aéreas e pode ser alterada por broncospasmo, presença de secreção nas vias aéreas ou de variações do fluxo inspiratório. Assim, ela deve ser interpretada de modo criterioso.

Em pacientes submetidos à ventilação mecânica, os valores entre 100 e 200 $mL/cmH_2O$ são considerados normais e os valores inferiores a $< 100$ $mL/cmH_2O$ são considerados baixos.

A complacência dinâmica deve ser avaliada sobretudo em pacientes em processo de desmame da ventilação mecânica, fundamentalmente em modalidade pressão de suporte.

**Valores acima de 30 mL/cm$H_2O$ predizem sucesso no desmame ventilatório.**

A seguir, temos a fórmula utilizada para calcular a complacência dinâmica (Tabela 11.2).

$$C_{din} = \frac{\text{Volume corrente (expiratório)}}{\text{Pressão de pico} - \text{PEEP}}$$

| Tabela 11.2: Exercício – calcule a complacência dinâmica | |
|---|---|
| Paciente | A, 60 anos, 60 kg (peso ideal) |
| Modalidade | Pressão de suporte |
| Modo | Pressão controlada |
| Frequência respiratória | 24 rpm |
| Pressão de pico | 25 cm$H_2O$ |
| Volume corrente expiratória | 380 mL |
| Sensibilidade | 2 L/min |
| PEEP | 5 cm$H_2O$ |
| $C_{est} = \frac{\text{Volume corrente (expiratório)}}{\text{Ppico} - \text{PEEP}} = \frac{380}{25 - 5} = \frac{380}{20} = 19 \text{ mL/cm}H_2O$ | |

# Resistência

A resistência corresponde à oposição ao fluxo de gases e movimento dos tecidos devido a força de fricção por meio do sistema respiratório.

Pode ser definida como a razão da diferença de pressão entre a abertura da via aérea e alvéolo (gradiente transrespiratório) pelo fluxo inspiratório, e costuma ser expressa em centímetro de água por litro por segundo (cm$H_2O$/L/s).

Podemos traduzir resistência como a ação ou o efeito de resistir.

A resistência é a propriedade das vias aéreas em resistir à entrada de ar. Na VM, devemos acrescentar outros componentes: circuito do ventilador, prótese traqueal (orotraqueal, nasotraqueal ou traqueostomia) e o filtro HME (quando presente). Durante a respiração espontânea normal, o valor normal esperado varia de 4 a 7 cm$H_2O$/L/s (Quadro 11.3).

| Quadro 11.3: Experiência 3 |
|---|
| Necessitamos de um canudo de refrigerante/suco. |
| 1ª etapa: **Inspire calmamente. Agora, inspire exclusivamente pelo canudinho.** Gostaria que você observasse que há maior dificuldade (resistência) à entrada de ar. |
| 2ª etapa: **Expire calmamente. Agora, expire exclusivamente pelo canudinho.** Gostaria que você observasse que há maior dificuldade (resistência) à saída de ar. |
| Conclusão: a ocorrência de resistência implica dificuldade ou perda de eficiência de um sistema. |

Tomemos como exemplo as lâmpadas elétricas e seus respectivos gastos energéticos (Tabela 11.3).

**Tabela 11.3: Gastos energéticos das lâmpadas elétricas**

| *Lâmpadas* | *Incandescentes* | *Fluorescentes* | *Led* |
|---|---|---|---|
| Eficiência | Menor | Maior em relação às incandescentes | Maior em relação às fluorescentes |
| Selo de eficiência | E | A | A |
| Consumo | 100 W | 45 W | 20 W |
| Potência em watts | 100 W | 100 W | 100 W |
| Conclusão: a resistência é proporcional ao gasto energético:<br>• Maior resistência → maior gasto energético<br>• Menor resistência → menor gasto energético | | | |

Agora, como podemos determinar a dificuldade ou resistência da via aérea? Resposta: Para medir a resistência da via aérea devemos ventilar o paciente em volume controlado, com onda de fluxo quadrada e aplicar uma pausa inspiratória de 2 segundos para obter pressão de platô.

O fluxo inspiratório deve ser ajustado em 60 L/min para facilitar o cálculo, já que a unidade de cálculo da resistência é expressa em litros/segundo (60 L/min = 1 L/s).

Para calcular a resistência, é preciso obter a pressão de pico (expressa na tela do ventilador), a pressão de platô (aplicação da pausa inspiratória para aferição) e o fluxo inspiratório (ajustado pelo operador).

A fórmula para o cálculo de resistência é:

$$\textbf{Resistência} = \frac{\textbf{Pressão de pico} - \textbf{Pressão de platô}}{\textbf{Fluxo inspiratório}}$$

Em condições em que a resistência está aumentada, como em pacientes em broncospasmo (DPOC, asma, rolha de secreção, etc.), dizemos que há dificuldade para a entrada e saída do fluxo aéreo. Quanto maior a resistência, maior o consumo energético e de oxigênio.

Outro dado importante do aumento da resistência é o surgimento de auto-PEEP (ver adiante).

| Tabela 11.4: Exercício – Cálculo de resistência | | |
|---|---|---|
| ***Paciente*** | ***A*** | ***B*** |
| Diagnóstico | DPOC | Pós-operatório gastrectomia |
| Modalidade | A/C | A/C |
| Modo | Volume controlado | Volume controlado |
| Frequência respiratória | 12 rpm | 15 rpm |
| Fluxo inspiratório | 60 L/min | 60 L/min |
| Sensibilidade | 2 L/min | 2 L/min |
| PEEP | 5 $cmH_2O$ | 5 $cmH_2O$ |
| Pressão de pico | 35 $cmH_2O$ | 20 $cmH_2O$ |
| Pressão de platô | 16 $cmH_2O$ | 18 $cmH_2O$ |
| Vamos calcular a resistência: $$\textbf{Resistência} = \frac{\textbf{Pressão de pico – Pressão de platô}}{\textbf{Fluxo inspiratório}}$$ | | |
| ***Paciente*** | ***A*** | ***B*** |
| Resistência | $\frac{\text{Ppico – Pplatô}}{\text{Fluxo}}$ | $\frac{\text{Ppico – Pplatô}}{\text{Fluxo}}$ |
| Resistência | $\frac{35 - 16}{1}$ | $\frac{20 - 18}{1}$ |
| Resistência | 19 | 2 |
| Conclusão: o paciente A paciente apresenta maior esforço respiratório e risco de fadiga muscular | | |

A avaliação da resistência permite avaliar a resposta à terapêutica dos broncodilatadores e a evolução clínica do paciente.

Diversos estudos comprovam que pacientes com o aumento da resistência das vias aéreas têm mais risco de falha durante o processo de desmame.

# Auto-PEEP

O auto-PEEP é a persistência de uma pressão alveolar positiva, ao final da expiração, não intencional, devido a presença de um volume pulmonar expiratório final maior do que a capacidade residual funcional prevista, ou seja, parte do volume corrente inspiratório fica aprisionado (Quadro 11.4).

| **Quadro 11.4: Experiência 4** |
| --- |
| Material: esfigmomanômetro. |
| **1.** Desenrole a braçadeira, e ajuste as presilhas ou o velcro. Oclua a válvula. |
| **2.** Insufle-o livremente, até o valor pressórico de 80 mmHg. |
| **3.** Abra a válvula. Deixe que o ar saia livremente até zerar o manômetro. Não aperte a braçadeira. |
| **4.** Feche a válvula. Observe a presença de um volume residual de ar. Aperte suavemente a braçadeira. |
| **5.** Observe que após aperta-la, o manômetro desloca e afere a pressão gerada pelo ar aprisionado. |

Traduzindo do "Ventilês": O auto-PEEP representa a pressão gerada pelo volume de ar aprisionado nos pulmões (esfigmomanômetro) ao final da expiração.

Para medir o aprisionamento ou auto-PEEP, devemos realizar uma pausa expiratória (*Exp. Hold*). Nesse momento, o ventilador irá medir a pressão gerada pelo volume de ar aprisionado.

Como desconfiar que o paciente apresenta auto-PEEP?

Resposta: Um modo simples de suspeitar do auto--PEEP ou aprisionamento aéreo é observar a curva fluxo/tempo. Observe na Figura 11.2 que o fluxo expiratório não atinge a linha de base.

A presença do auto-PEEP denota, dentre outros fatores, que o tempo expiratório está insuficiente. Observamos que o paciente inicia uma nova inspiração antes de conseguir expirar totalmente.

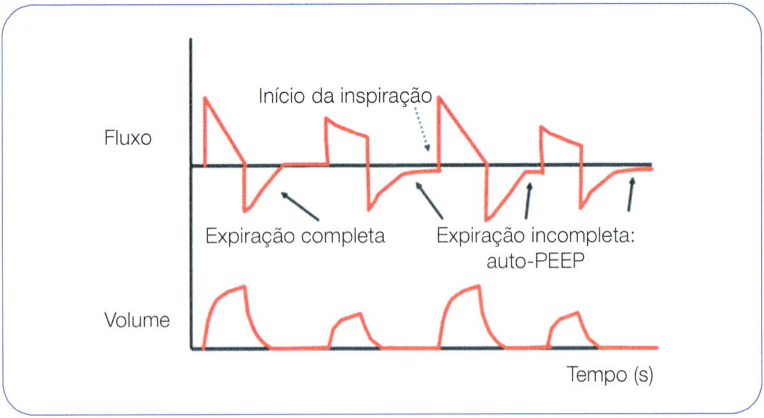


**Figura 11.2:** Observe a curso de fluxo/tempo, onde o fluxo expiratório não atinge a linha de base, ele permanece negativo e não zerado, que seria o correto.

Como medir o auto-PEEP?

Resposta: Os ventiladores têm uma tecla específica, denominada pausa expiratória (*expiratory hold*). A manobra promove a oclusão da via expiratória do ventilador antes do início de um novo ciclo inspiratório, permitindo o equilíbrio entre a pressão alveolar e a pressão traqueal. Lembramos que o paciente não deve apresentar esforço muscular, fato que interfere em sua correta aferição.

Assim como a experiência do esfigmomanômetro, o ventilador medirá a pressão gerada pelo ar aprisionado. A visualização pode ser feita no manômetro de pressão do ventilador (nos ventiladores mais antigos, como, por exemplo, Bird 8400, Bear 1000) e nos aparelhos mais novos o valor do auto-PEEP está visível na tela principal.

A presença do auto-PEEP pode ocasionar alterações importantes na mecânica ventilatória e nas condições hemodinâmicas.

## Implicações Ventilatórias do Auto-PEEP

Em condições fisiológicas, durante a inspiração, a caixa torácica se expande e o diafragma é deslocado no sentido inferior, a pressão intratorácica é reduzida e gera um gradiente de pressão negativo favorável à entrada do ar. Na VM, durante a inspiração, a caixa torácica se expande e o diafragma é deslocado no sentido inferiormente, e a pressão intratorácica é aumentada em função da pressurização da via aérea (ventilação em pressão positiva).

Em condições patológicas, mesmo em situações ambulatoriais, podemos observar a presença do auto-PEEP em pacientes com DPOC ou asmáticos. Esses pacientes têm dificuldade para o esvaziamento pulmonar (aumento da resistência das vias aéreas) e necessitam de maior tempo expiratório. Mesmo em condição estável, podemos notar a presença do aprisionamento aéreo ou auto-PEEP. Durante o exercício ou a exacerbação da patologia, há aumento da frequência respiratória e redução do tempo expiratório. O mecanismo de adaptação, desses pacientes, é aumentar o tempo expiratório e exalar com os lábios semicerrados (soprar) (Figura 11.3).

O volume de ar aprisionado pode modificar a geometria torácica: observamos retificação dos arcos costais e diafragma; além do aumento do diâmetro torácico anteroposterior. A musculatura perde seu ponto ideal (curso) de força com consequente redução de seu desempenho e a elevação da pressão alveolar (resultante do auto-PEEP). A resultante é o aumento do trabalho respiratório e a piora da dispneia.

Em pacientes submetidos à intubação orotraqueal, o ventilador mecânico representa uma força que pressuriza a via aérea e eleva a pressão alveolar. Dessa maneira, tanto a patologia de base, ou a presença de um tempo expiratório inadequado do tempo, promoverão de modo sinérgico: a elevação da pressão alveolar e o risco de barotrauma.

A presença do auto-PEEP aumenta o trabalho respiratório e consequentemente eleva o tempo necessário para o desmame da ventilação mecânica. Os pacientes mais

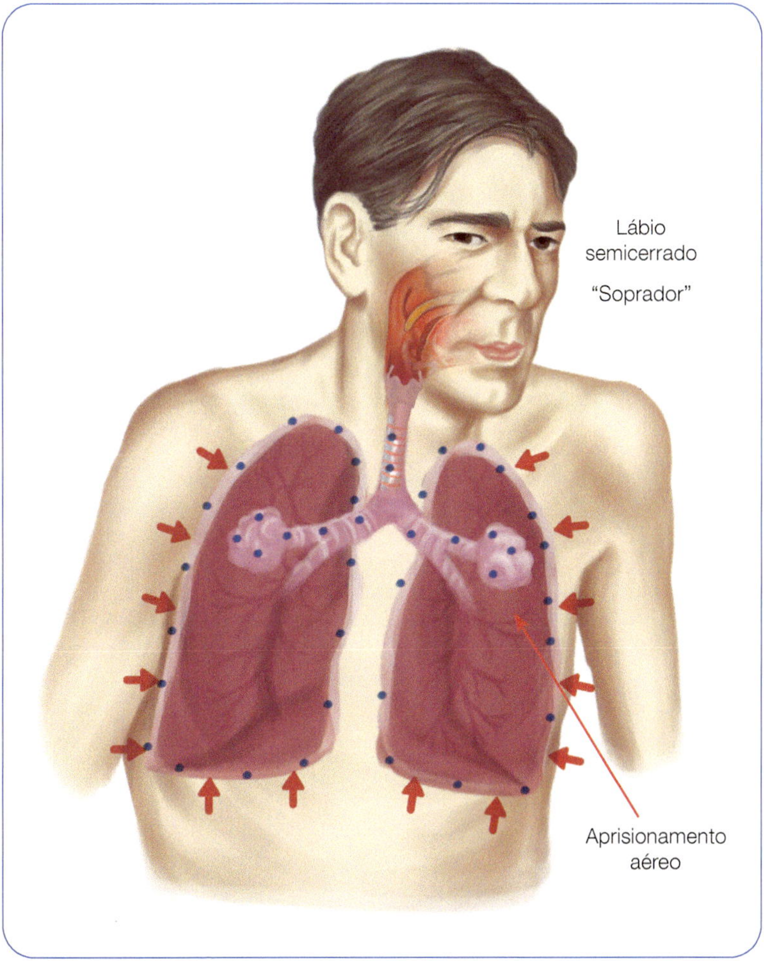


**Figura 11.3:** Paciente com DPOC exacerbado. Observe os lábios e postura de "soprador". O aprisionamento aéreo pode ser ilustrado pelo aumento dos espaços alveolares que permanecem "armados".

propensos a desenvolver esse fenômeno são: pacientes obstrutivos (asma ou DPOC) e qualquer outro sob ajuste inadequado da ventilação mecânica (volume corrente excessivo, tempo expiratório insuficiente e/ou inversão da relação inspiração/expiração).

# Efeitos Hemodinâmicos

Você já deve ter se deparado com um paciente em uso de sonda vesical de demora com três vias. A irrigação vesical é feita pelo gradiente pressórico positivo (força da gravidade).

Caso você exerça uma compressão abdominal, o que acontecerá no gotejamento? Haverá uma redução da velocidade de gotejamento, correto? Qual o motivo? A força exercida sobre o abdômen (pressão positiva) diminui o gradiente pressórico.

Em condições fisiológicas, durante a inspiração, a caixa torácica se expande e o diafragma é deslocado no sentido inferiormente, causando expansão pulmonar, bem como dilatação da veia cava. A redução da pressão intratorácica e, consequentemente, diminuição da pressão atrial, facilita o retorno venoso. Realmente, a movimentação de ambos é semelhante, mas onde estaria a diferença?

Resposta: A ventilação mecânica é realizada em pressão positiva, o ventilador pressuriza a via aérea e torna a pressão intratorácica positiva. O aumento da pressão intratorácica e a consequente elevação da pressão atrial direita, associados ao colapso de zonas vasculares entre a veia cava superior e o átrio direito, prejudicam o retorno venoso e potencializam o risco de hipotensão.

A presença do auto-PEEP, agregada à elevação da pressão intratorácica gerada pela ventilação mecânica, potencializa os efeitos deletérios sobre o retorno venoso e a hemodinâmica de um paciente crítico.

A presença do auto-Peep deve ser ativamente pesquisada e combatida.

# *Driving Pressure*

A *Driving Pressure* ou pressão de distensão pode ser definida com a relação entre volume corrente e a complacência estática, ou seja, traduzindo do *"Ventilês"*: estresse ou tensão que o volume corrente inspiratório gera sobre a superfície alveolar (Figura 11.4).

Apesar da repetitividade, o volume corrente inspiratório, distende o pulmão a cada ciclo respiratório, certo? Desse modo, a *Driving Pressure* está relacionada ao estresse cíclico que o pulmão é submetido a cada ciclo respiratório. Qual a importância desse fenômeno?

Resposta: a elevação da *Driving Pressure* está diretamente relacionada à lesão pulmonar induzida pela ventilação mecânica, liberação de mediadores inflamatórios (biotrauma) e em última análise na disfunção de múltiplos órgãos. Lembramos que essas alterações são comuns em pacientes com SDRA.

Pode ser calculada pela fórmula:

***Driving Pressure* (DP): Pressão de Platô (Ppl) – PEEP**

Você pode estar perguntando sobre qual a importância de sua monitorização ou é necessário acompanhar mais esse dado?

Resposta: Sim, sem dúvida. Diversos estudos indicam que níveis ≥ 15cm$H_2O$, resultam em maior mortalidade em pacientes com SDRA. O cálculo é extremamente simples, necessita apenas da pressão de platô (que deve ser rotineiramente calculada) e da PEEP.

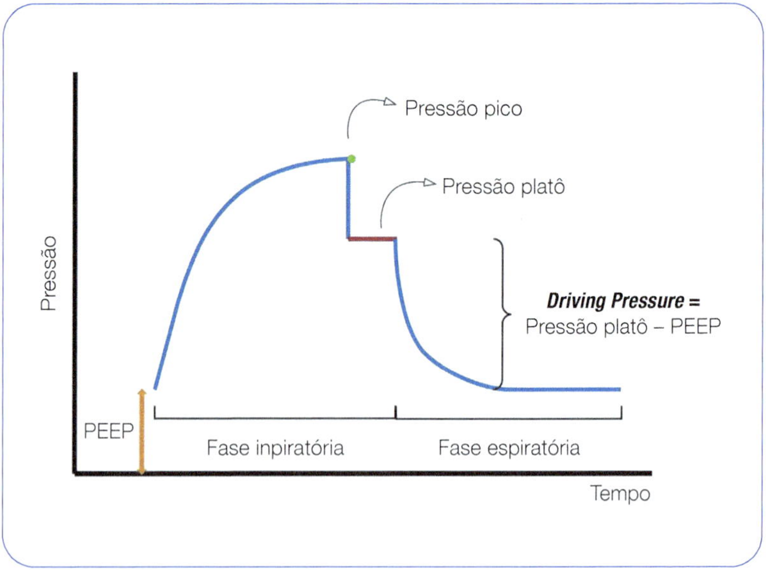


**Figura 11.4:** Representação gráfica da *Driving Pressure*.

Ressaltamos que SDRA é subclassificada em três categorias, de acordo com o grau de hipoxemia apresentado (Quadro 11.5). O cálculo é realizado pela razão (divisão): $PaO_2/FiO_2$.

| Quadro 11.5: Classificação da SDRA com base na oxigenação | |
|---|---|
| SDRA leve | 200 mmHg < $PaO_2/FiO_2 \leq$ 300 mmHg com PEEP ou CPAP $\geq$ 5 $cmH_2O$ |
| SDRA moderada | 100 mmHg < $PaO_2/FiO_2 \leq$ 200 mmHg com PEEP $\geq$ 5 $cmH_2O$ |
| SDRA grave | $PaO_2/FiO_2 \leq$ 100 mmHg com PEEP $\geq$ 5$cmH_2O$ |

*Adaptado de JAMA. 2012 Jun 20;307(23):2526-33.*

**Exercício 1: Vamos calcular o perfil de acometimento dos pacientes abaixo.**

| Quadro 11.6: Casos clínicos | | | | |
|---|---|---|---|---|
| | ***Paciente A*** | ***Paciente B*** | ***Paciente C*** | ***Paciente D*** |
| | ***Sepse*** | ***Pancreatite*** | ***Pneumonia*** | ***Grande queimado*** |
| $PaO_2$ | 115 | 120 | 110 | 90 |
| $FiO_2$ | 0,5 (50%) | 0,45 (45%) | 0,6 (60%) | 0,9 (90%) |
| $PaO_2/FiO_2$ | 230 | 266 | 183 | 100 |
| Classificação | | | | |

Nesse exercício, apenas o paciente B (14) está com níveis de *Driving Pressure* adequados, os demais apresentam valores acima do preconizado

Segundo as *Diretrizes Brasileiras de Ventilação Mecânica (2013)*, a *Driving Pressure* deve ficar obrigatoriamente abaixo de 15 $cmH_2O$ nos casos de SDRA moderada e grave.

**Exercício 2: Vamos calcular o perfil de acometimento dos pacientes abaixo.**

**Quadro 11.7: Casos clínicos**

| | *Paciente A* | *Paciente B* | *Paciente C* | *Paciente D* |
|---|---|---|---|---|
| | *Sepse* | *Pancreatite* | *Pneumonia* | *Grande queimado* |
| Pressão platô | 30 | 30 | 32 | 30 |
| PEEP | 12 | 16 | 10 | 8 |
| DPressure | 18 | 14 | 22 | 22 |
| Parecer | Inadequada | Adequada | Inadequada | Inadequada |
| Nesse exercício, apenas o paciente B (resultado: 14) está com níveis de *Driving Pressure* adequados, os demais apresentam valores acima do preconizado. | | | | |

Capítulo 12

# Procedimentos Gerais

# Nebulização

A nebulização é um modo eficaz e eficiente para oferecer certas medicações diretamente aos pulmões por inalação, sobretudo broncodilatadores (fenoterol, salbutamol e ipratrópio) e corticoterapia inalatória (beclometasona e budesonida).

Deve ser feita exclusivamente em solução salina (soro fisiológico). A utilização de água destilada pode desencadear broncospasmo.

Tem por finalidade: a umidificação da via aérea inferior, facilita a drenagem de muco e secreções e reduz o broncospasmo ou a resistência das vias aéreas.

O modo de empregar a nebulização depende do ventilador mecânico disponível no serviço. Podemos dividir os ventiladores em duas categorias:

**1. Sem saída de nebulização:** necessitam de fluxômetro externo, não têm saída específica de nebulização.

Os ventiladores sem saída específica realizam uma nebulização contínua, ou seja, o fluxo é constante, seja na inspiração ou expiração. Diversos estudos comprovam que podemos observar elevação do volume corrente (acréscimo em torno de 250-500 mL, em cada ciclo ventilatório) e da pressão da via aérea, apenas por acoplarmos o nebulizador/fluxômetro.

O profissional deve corrigir o volume corrente (reduzir o valor ajustado anteriormente no ventilador) e observar a ocorrência de elevação da pressão nas vias aéreas.

A taxa de fluxo da fonte externa deve ser ajustada para os seguintes valores: 6 a 8 L/min. Lembramos que a utilização da rede de oxigênio, como fonte de gás, promoverá aumento da $FiO_2$ (fração inspirada de oxigênio).

**2. Com saída de nebulização:** não necessitam de fluxômetro externo, possuem saída específica para nebulização e função nebulização nos ajustes da tela principal.

Os ventiladores com saída específica permitem uma sincronia entre a nebulização e a fase inspiratória, reduzindo automaticamente o volume corrente, mantendo o pré-ajustado e, assim, reduz o risco de elevação pressórica na via aérea.

**Posso fazer a nebulização em qualquer tipo de ventilador?**

**Resposta:** sim, mas não se esqueça de respeitar essas recomendações e, quando possível, opte por ventiladores com saída específica (Quadro 12.1).

<table>
<tr><th colspan="3">Quadro 12.1: Exercício</th></tr>
<tr><td colspan="3">O paciente A tem 32 anos e foi intubado em função de uma crise grave de asma. Nessa situação, a utilização de broncodilatadores é fundamental.</td></tr>
<tr><td colspan="3">1. Vamos iniciar a medicação inalatória em um ventilador sem saída de nebulização.</td></tr>
<tr><td colspan="3">2. Qual é o material necessário?<br><br>Resposta: circuito de nebulização, fluxômetro de oxigênio ou ar comprimido e conexão T.</td></tr>
<tr><td>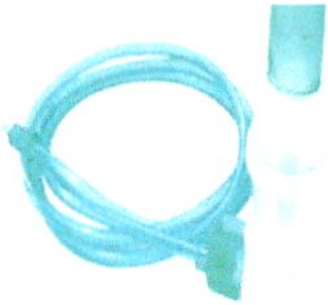</td><td>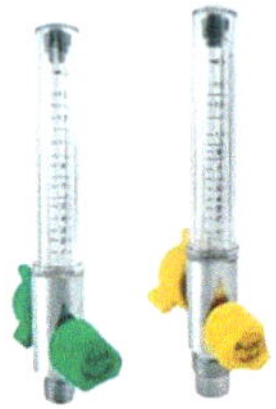</td><td>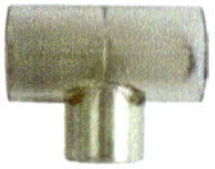</td></tr>
</table>

Deve-se adaptar o copo de nebulização ao tubo “T” e, em seguida, colocar o dispositivo no ramo inspiratório do circuito, a uma distância de 30 cm do tubo endotraqueal (mais eficiente), porque assim o circuito do ventilador mecânico atua como um espaçador para o acúmulo de aerossol entre as inspirações. Caso o tubo T seja conectado no ramo expiratório do circuito do ventilador, pode ocorrer precipitação da névoa gerada nos componentes elétricos internos do ventilador. O resultado é catastrófico: a queima desses componentes (placa, sensores, transdutores, ...) pode inutilizar o ventilador (por vezes, a substituição de componentes queimados é inviável do ponto de vista financeiro).

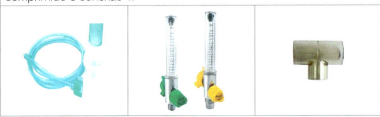

As recomendações para a nebulização ideal são: frequência respiratória em torno 10-12 rpm e pausa inspiratória de 0,5 segundo para favorecer a deposição do aerossol nos espações aéreos distais.

Nos pacientes em uso de filtro HME (*heat and moisture exchangers*) no circuito de ventilação mecânica, deve-se retirar o umidificador para a realização da nebulização, já que o mesmo "encharca" e gerará aumento da resistência da via aérea.

Apesar de pouco práticas e trabalhosas, no dia a dia, o seguimento das técnicas descritas é fundamental e agrega segurança ao procedimento (Figura 12.1).

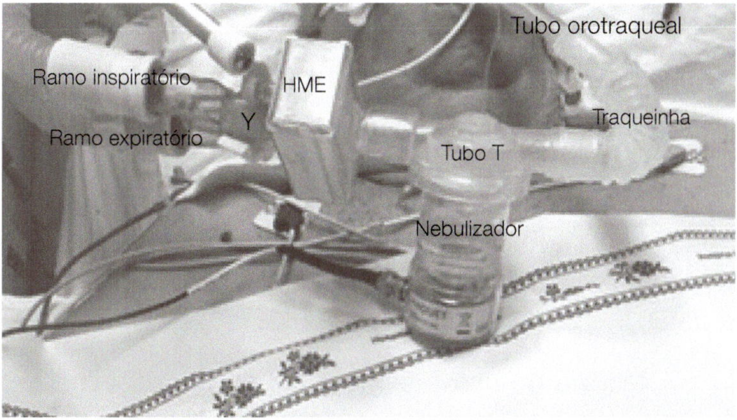


**Figura 12.1:** Observe que o nebulizador deve estar a uma distância de 20-30 cm do tubo endotraqueal, entre o tubo e o Y do circuito. Fonte: Adaptada de Maccari J Bras Pneumol. 2015;41(5):467-472.

**Quais são os riscos da nebulização?**

**Resposta:** risco potencial de transmissão de infecção; efeitos adversos das medicações utilizadas, sobretudo com o uso de broncodilatadores β-agonistas (salbutamol e fenoterol); despressurização da via aérea, lembramos que os pulmões, como órgãos elásticos, têm tendência ao colapso ou colabamento, mesmo que a desconexão do circuito seja temporária.

O tratamento inalatório por aerossol dosimetrado ou bombinha (MDI) deveria ser o método de escolha para administração de broncodilatadores. Entretanto, por desconhecimento, ausência de protocolo institucional ou falta de conexões apropriadas, permanece pouco utilizado em nossos serviços de saúde, sejam ambulatorial ou hospitalar. O método proporciona maior deposição na via aérea distal, efeito terapêutico mais rápido, menor incidência de efeitos adversos e economia de custos (humano, tempo e gases inalatórios).

A utilização do MDI reduz o risco de contaminação e disseminação de infecções hospitalares.

O MDI deve ser administrado com a utilização de espaçador apropriado (otimiza a deposição pulmonar em cerca de 30% a 35%).

A técnica de uso é semelhante ao da respiração espontânea, deve-se colocar um espaçador na linha inspiratória do circuito do ventilador, agitar vigorosamente a bombinha ou aerossol dosimetrado e adaptá-lo no espaçador (Figura 12.2).

Nos pacientes em uso de filtro HME (*heat and moisture exchangers*) no circuito de ventilação mecânica, deve-se retirar o mesmo (sua utilização pode reter parte do medicamento).

Diferente da utilização da nebulização, não há necessidade de alterar as configurações de ventilador. O *puff* (disparo) do MDI deve ser sincronizado com o início da fase inspiratória, as recomendações posológicas são de 2-6 *puffs*, com intervalos de 4-6 horas. Esperar cerca de 20 segundos entre as aplicações de cada dose (*puff*). A posologia deve ser ajustada de acordo com os efeitos adversos, resposta clínica, mecânica respiratória e avaliação/ experiência profissional.

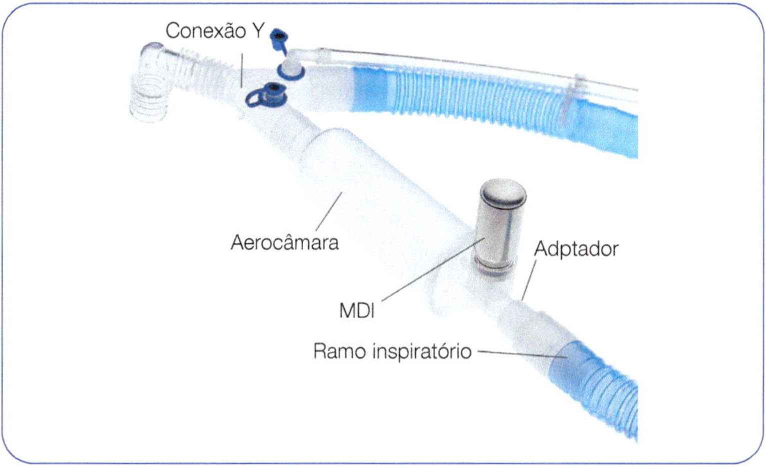


**Figura 12.2:** Adaptada de Dhand, R. Journal Aerosol Med and Pulm Drug Del. 2008; 21: 45-60. Fonte: https://www.amazonfisiocare.com.br/hospitalar

# Cuidados com o balonete

A principal função do *cuff* é evitar o escape de ar ao redor do tubo orotraqueal ou da cânula de traqueostomia para as vias aéreas superiores. Auxilia no direcionamento adequado do fluxo aéreo do ventilador para as vias aéreas inferiores e reduz o risco de broncoaspiração, quando devidamente insuflado.

O cuidado com o *cuff* não é apenas insuflá-lo, com uma seringa de 20 mL, ou "palpá-lo" para saber se está corretamente pressurizado. Essa prática costumeira é incorreta, imprecisa e potencialmente prejudicial ao paciente. O modo correto de monitorização é utilizar um dispositivo denominado medidor e calibrador da pressão do *cuff* ou carinhosamente "cuffômetro" (Figura 12.3).

O uso de pressões excessivas acarreta a redução da perfusão sanguínea da mucosa traqueal. Pressões de *cuff* superiores à 25 mmHg, por mais de 20 minutos, já são suficientes para estabelecer lesão do epitélio colunar traqueal. As principais complicações do ajuste inadequado são ulceração local, formação de granuloma, colonização secundária de bactérias, traqueomalácia e estenose traqueal (Quadro 12.2).

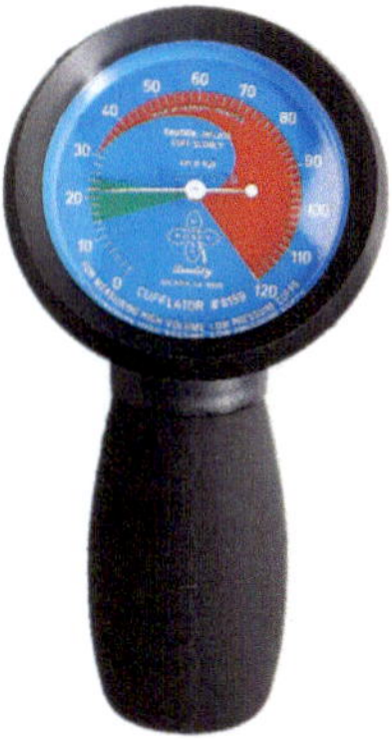

**Figura 12.3:** Cuffômetro. Fonte: https://www.amazonfisiocare.com.br/hospitalar

| **Quadro 12.2: Diretrizes Brasileiras de Ventilação Mecânica (2013)** |
|---|
| • Manter a pressão do balonete da prótese traqueal entre 18 e 22 mmHg ou entre 25 e 30 $cmH_2O$ (cuffômetro) visando evitar vazamentos de ar sem compressão excessiva da mucosa traqueal. |
| • Evitar pressões do balonete maiores que 22 mmHg ou 30 $cmH_2O$. |
| • Verificar a pressão do balonete no mínimo 4 vezes/dia e antes de realizar a higiene oral. |

Capítulo 13

# Como Ventilar

## Introdução

É essencial aprender os conceitos e princípios de cada modo e modalidade ventilatória, assim como suas particularidades. O aprendizado da arte de ventilar um paciente crítico, com necessidade de suporte respiratório invasivo, com ou sem comorbidades pulmonares, é árduo.

No decorrer deste capítulo, vamos abordar algumas particularidades, com o objetivo de simplificar a ventilação mecânica.

Na Tabela 13.1, estão disponíveis as alturas e o volume corrente de 3 a 6 mL/kg de peso predito para homens e mulheres.

**Tabela 13.1: Volume corrente ideal de acordo com o peso predito**

| *Gênero masculino: 50 + 0,91 (altura em cm – 152,4)* | | | | | | | | | | | |
|---|---|---|---|---|---|---|---|---|---|---|---|
| **Altura (cm)** | **150** | **155** | **160** | **165** | **170** | **175** | **180** | **185** | **190** | **195** | **200** |
| **Peso predito (kg)** | **48** | **52** | **57** | **62** | **66** | **71** | **75** | **80** | **84** | **89** | **93** |
| 3 mL/kg de peso predito | 144 | 156 | 171 | 186 | 198 | 213 | 225 | 240 | 252 | 267 | 279 |
| 4 mL/kg de peso predito | 192 | 208 | 228 | 248 | 264 | 284 | 300 | 320 | 336 | 356 | 372 |
| 5 mL/kg de peso predito | 240 | 260 | 285 | 310 | 330 | 355 | 375 | 400 | 420 | 445 | 1465 |
| 6 mL/kg de peso predito | 288 | 315 | 342 | 369 | 396 | 424 | 451 | 478 | 505 | 532 | 559 |
| *Gênero feminino: 45,5 + 0,91 (altura em cm – 152,4)* | | | | | | | | | | | |
| **Altura (cm)** | **140** | **145** | **150** | **155** | **160** | **165** | **170** | **175** | **180** | **185** | **190** |
| **Peso predito (kg)** | **34** | **39** | **43** | **48** | **52** | **57** | **62** | **66** | **71** | **75** | **80** |
| 3 mL/kg de peso predito | 102 | 117 | 129 | 144 | 156 | 171 | 186 | 198 | 213 | 225 | 240 |
| 4 mL/kg de peso predito | 137 | 156 | 174 | 192 | 210 | 228 | 246 | 264 | 282 | 301 | 319 |
| 5 mL/kg de peso predito | 172 | 194 | 217 | 240 | 262 | 285 | 308 | 330 | 353 | 376 | 398 |
| 6 mL/kg de peso predito | 206 | 233 | 261 | 288 | 315 | 342 | 369 | 397 | 424 | 451 | 478 |
| De acordo com o gênero, alturas e volume corrente de 3 a 6 mL/kg. | | | | | | | | | | | |

# Como Ventilar Pacientes “Normais”

Pós-operatório eletivo, pacientes com as seguintes causas de intubação não pulmonar: cetoacidose diabética, problemas neurológicos (AVC e crise convulsiva), cardioversão elétrica, pacientes sem comorbidades pulmonares graves, etc.

## Princípios

- Proteção pulmonar → **Pressão de platô**: < 35 $cmH_2O$.
- Não atrasar o desmame do paciente.

*1º Passo:* determinar o peso ideal do paciente:

Gênero masculino: 50 + 0,91 (altura em cm – 152,4).

Gênero feminino: 45,5 + 0,91 (altura em cm – 152,4).

*2º Passo:* determinar o volume corrente ideal: pacientes gerais: 6 mL/kg de peso predito.

*3º Passo:* ajustar os alarmes de segurança: pressão máxima nas vias aéreas: 40 $cmH_2O$.

Pressão mínima nas vias aéreas: abaixo do valor de PEEP ajustado.

*4º Passo:* escolher a modalidade:

Inicialmente, ventilar em modalidade assistido/controlada até que o paciente apresente *drive* respiratório e/ou a causa da intubação tenha sido resolvida.

*5º Passo:* escolher o modo ventilatório de acordo com a sua preferência e familiaridade (Tabela 13.2).

| **Tabela 13.2: Ajustes iniciais da Vmec para pacientes "normais"** |
| --- |
| ***Volume*** |
| Inicialmente, ajustar o valor do fluxo inspiratório em 40-60 L/min |
| Ajustar o volume corrente inspiratório calculado (ver 2º passo) |
| ***Pressão*** |
| Iniciar com valores de pressão inspiratória de 10-15 $cmH_2O$ |
| Ajustar o tempo inspiratório em 0,8-1,2 s |

*6º Passo:* regular a frequência respiratória:

Ajustar a frequência respiratória em 12-16 rpm. Inicialmente, manter a relação I:E (inspiração/expiração) em 1:2 a 1:3.

Reavaliar, assim que possível, após a primeira gasometria.

*7º Passo:* ajustar a fração inspirada de oxigênio ($FiO_2$):

Utilizar a $FiO_2$ necessária para manter a $SpO_2$ entre 93% e 97%.

*8º Passo:* ajustar a sensibilidade do ventilador:

A sensibilidade do ventilador deve ser ajustada para o valor facilitar o disparo, porém sem promover autodisparo.

Sugerimos o emprego do disparo de sensibilidade a fluxo por ser teoricamente mais confortável para o paciente. Os valores médios utilizados são:

Sensibilidade a pressão: –0,5 a –2 $cmH_2O$. Sensibilidade a fluxo: 2 a 4 L/min.

*9º Passo:* ajustar o valor de PEEP.

Inicialmente, o valor a ser utilizado deve estar entre 3 e 5 $cmH_2O$.

# Como Ventilar Pacientes com Doença Pulmonar Obstrutiva Crônica (DPOC)

## Princípios

- Promover repouso da musculatura respiratória.
- Promover a melhora dos distúrbios agudos da troca gasosa.
- Redução da hiperinsuflação pulmonar.
- Observar a sincronia paciente-ventilador (risco de assincronia).
- Proteção pulmonar → **Pressão de platô:** < 35 $cmH_2O$.

*1º Passo:* determinar o peso ideal do paciente:

Gênero masculino: 50 + 0,91 (altura em cm – 152,4).

Gênero feminino: 45,5 + 0,91 (altura em cm – 152,4).

*2º Passo:* determinar o volume corrente ideal: inicialmente, 6 mL/kg de peso ideal.

3º *Passo:* ajustar os alarmes de segurança: pressão máxima nas vias aéreas até 45 $cmH_2O$.

Pressão mínima nas vias aéreas: abaixo do valor de PEEP ajustado.

4º *Passo:* escolher a modalidade:

Inicialmente, ventilar em modalidade assistido--controlada até que o paciente apresente *drive* respiratório e/ou a causa da intubação tenha sido resolvida.

5º *Passo:* escolher o modo ventilatório de acordo com a sua preferência e familiaridade (Tabela 13.3):

| **Tabela 13.3: Ajustes iniciais da Vmec para pacientes com "DPOC"** |
|---|
| ***Volume*** |
| Inicialmente, ajustar o valor do fluxo inspiratório em 40-60 L/min |
| Ajustar o volume corrente inspiratório calculado (ver 2º passo) |
| ***Pressão*** |
| Ajustar a pressão inspiratória em iniciar com valores 10-15 $cmH_2O$ |
| Após iniciar a ventilação, aumentar de 2-2 $cmH_2O$ até alcançar o volume corrente ideal |
| Ajustar o tempo inspiratório em 0,8-1,2 s |

6º *Passo:* regular a frequência respiratória:

Ajustar a frequência respiratória inicial entre 8 e 12 rpm.

Lembramos que o volume minuto (frequência respiratória × volume corrente) deve ser ajustado para normalizar o pH arterial, e não a $PaCO_2$. Inicialmente, manter a relação I:E (inspiração/expiração) inferior a 1:3, ou seja, 1:4, 1:5.

Reavaliar, assim que possível, após a primeira gasometria.

*7º Passo:* ajustar a fração inspirada de oxigênio ($FiO_2$):

Ajustar a $FiO_2$ com base na gasometria arterial e oximetria de pulso.

Utilizar a menor $FiO_2$ que mantenha a $SpO_2$ entre 92% e 95% e $PaO_2$ entre 65 e 80 mmHg.

*8º Passo:* ajustar a sensibilidade do ventilador:

A sensibilidade do ventilador deve ser ajustada para o valor facilitar o disparo, porém ser promover autodisparo.

Sugerimos a utilização de disparo de sensibilidade a fluxo por ser em teoria mais confortável para o paciente. Os valores médios utilizados são:

Sensibilidade à pressão: –0,5 a –2 $cmH_2O$. Sensibilidade a fluxo: 2-4 L/min.

*9º Passo:* ajustar o valor de PEEP:

Inicialmente, o valor a ser utilizado deve estar entre 3 e 5 $cmH_2O$.

Na presença de auto-PEEP ≥ 8 $cmH_2O$, podemos utilizar o ajuste da PEEP para facilitar a interação paciente-ventilador e reduzir o trabalho muscular.

Ajustar a PEEP em torno de 85% do valor medido do auto-PEEP (ver Capítulo 10, página 136). Por exemplo, em um paciente com auto-PEEP medido de 12 $cmH_2O$, o valor da PEEP pode ser ajustado em 10 $cmH_2O$ ($12 \times 0,85 = 10,2$).

# Como Ventilar Pacientes com Asma

## Princípio

- Permitir tempo expiratório prolongado, suficiente para promover a desinsuflação pulmonar e reduzir o aprisionamento aéreo (*auto-PEEP*: < 15 $cmH_2O$).

- Proteção pulmonar → **Pressão de platô:** < 35 $cmH_2O$.

*1° Passo:* determinar o peso ideal do paciente:

Gênero masculino: 50 + 0,91 (altura em cm – 152,4).

Gênero feminino: 45,5 + 0,91 (altura em cm – 152,4).

*2° Passo:* determinar o volume corrente ideal:

Inicialmente, 6 mL/kg de peso ideal, podendo variar até 5 mL/kg de peso.

*3° Passo:* pressão máxima nas vias aéreas: 40 $cmH_2O$. Eventualmente, com extrema cautela e observação continua, tolerar valor até 50 $cmH_2O$.

Pressão mínima nas vias aéreas: abaixo do valor de PEEP ajustado.

4º *Passo:* escolher a modalidade:

Ventilar em modalidade assistido/controlada.

5º *Passo:* escolher o modo ventilatório de acordo com sua preferência e familiaridade (Tabela 13.4).

| **Tabela 13.4: Ajustes iniciais da Vmec para pacientes com "crise de asma"** |
|---|
| ***Volume*** |
| Inicialmente, ajustar o valor do fluxo inspiratório em 60-100 L/min |
| Ajustar o volume corrente inspiratório calculado (ver 2º passo) |
| ***Pressão controlada*** |
| Ajustar a pressão inspiratória e iniciar com valores 10-15 $cmH_2O$ |
| Após iniciar a ventilação aumentar de 2-2 $cmH_2O$, até alcançar o volume corrente ideal |
| Ajustar o tempo inspiratório em 0,8-1,2 s |

6º *Passo:* regular a frequência respiratória:

Ajustar a frequência respiratória inicial entre 8 e 12 rpm.

Lembramos que o volume minuto (frequência respiratória × volume corrente) deve ser ajustado para normalizar o pH arterial, e não a $PaCO_2$. Inicialmente, manter a relação I:E (inspiração/expiração) superior a 1:3, ou seja, 1:4, 1:5.

Reavaliar, assim que disponível, após a primeira gasometria

*7º Passo:* ajustar a fração inspirada de oxigênio ($FiO_2$):

Ajustar a $FiO_2$ com base na gasometria arterial e na oximetria de pulso de modo. Utilizar a menor $FiO_2$ para manter para manter $SpO_2$ > 92%; $PaO_2$ > 60 mmHg.

*8º Passo:* ajustar a sensibilidade do ventilador:

A sensibilidade do ventilador deve ser ajustada para o valor facilitar o disparo, porém sem promover autodisparo.

Sugerimos a utilização de disparo de sensibilidade a fluxo por ser teoricamente mais confortável para o paciente. Os valores médios utilizados são:

Sensibilidade a pressão: –0,5 a –2 $cmH_2O$. Sensibilidade a fluxo: 2 a 4 L/min.

*9º Passo:* ajustar o valor de PEEP:

Inicialmente, o valor a ser utilizado deve estar entre 3 e 5 $cmH_2O$.

A regra adotada para o combate do auto-PEEP em pacientes com DPOC é controversa na abordagem do paciente em *status* asmático.

## Princípio

- Minimizar o risco de provocar ou agravar a SDRA.
- Proteção pulmonar.

– Manter o *driving pressure* (pressão de platô – PEEP) $< 15$ $cmH_2O$.

- A estratégia ventilatória deve ser direcionada de acordo com a gravidade e
- Buscar manter pressão de platô $\leq 30$ $cmH_2O$.

Na Tabela 13.5, há a classificação de gravidade da SDRA.

| Tabela 13.5: Classificação de gravidade da SDRA | |
|---|---|
| SARA leve | 200 mmHg < $PaO_2/FiO_2 \leq$ 300 mmHg com PEEP ou CPAP $\geq$ 5 $cmH_2O$ |
| SARA moderada | 100 mmHg < $PaO_2/FiO_2 \leq$ 200 mmHg com PEEP $\geq$ 5 $cmH_2O$ |
| SARA grave | $PaO_2/FiO_2 \leq$ 100 mmHg com PEEP $\geq$ 5 $cmH_2O$ |

*1º Passo:* determinar o peso ideal do paciente:

Gênero masculino: 50 + 0,91 (altura em cm – 152,4).

Gênero feminino: 45,5 + 0,91 (altura em cm – 152,4).

*2 º Passo:* determinar o volume corrente ideal:

Inicialmente, 6 mL/kg de peso ideal, podendo variar de 3 a 6 mL/kg de peso.

*3 º Passo:* ajustar os alarmes de segurança:

Pressão máxima nas vias aéreas: 40 $cmH_2O$.

Pressão mínima nas vias aéreas: abaixo do valor de PEEP ajustado.

*4º Passo:* escolher a modalidade: ventilar em modalidade assistido/controlada.

*5º Passo:* escolher o modo ventilatório de acordo com sua preferência e familiaridade (Tabela 13.6).

| **Tabela 13.6: Ajustes iniciais da Vmec para pacientes com SDRA** |
|---|
| ***Volume*** |
| Inicialmente, ajustar o valor do fluxo inspiratório em 40-60 L/min |
| Ajustar o volume corrente inspiratório calculado (ver 2º passo) |
| ***Pressão*** |
| Ajustar a pressão inspiratória em Iniciar com valores 10-15 $cmH_2O$ |
| Após iniciar a ventilação, aumentar em 2-2 $cmH_2O$, até alcançar o volume corrente ideal |
| Ajustar o tempo inspiratório em 0,8-1,2 s |

6º *Passo:* regular a frequência respiratória:

Ajustar a frequência respiratória inicial em 20 rpm.

Pode ser ajustada até 35 rpm, desde que não ocasione auto-PEEP, de acordo com a $PaCO_2$ almejada (manter abaixo de 80 mmHg).

Reavaliar, assim que possível, após a primeira gasometria.

7º *Passo:* ajustar a fração inspirada de oxigênio ($FiO_2$):

Ajustar a $FiO_2$ com base na gasometria arterial e oximetria de pulso.

Usar a menor $FiO_2$ possível para garantir $SpO_2$ > 92% em todas as categorias de gravidade SDRA.

8º *Passo:* ajustar a sensibilidade do ventilador:

A sensibilidade do ventilador deve ser ajustada para o valor facilitar o disparo, porém ser promover autodisparo.

Sugerimos a utilização de disparo de sensibilidade a fluxo por ser teoricamente mais confortável para o paciente. Os valores médios utilizados são:

Sensibilidade a pressão: –0,5 a –2 $cmH_2O$.

Sensibilidade a fluxo: 2 a 4 L/min.

9º *Passo:* ajustar o valor de PEEP:

Inicialmente, utilizar PEEP ≥ 5 $cmH_2O$ em todo paciente com SDRA.

Observar efeito do valor da PEEP sobre a hemodinâmica do paciente. Cuidado com a pressão arterial média (evitar valores inferiores a 65 mmHg).

A seguir, temos algumas sugestões de $FiO_2 \times$ PEEP. A Tabela 13.7 é direcionada para pacientes com SDRA leve e as Tabelas 13.8 e 13.9 podem ser utilizadas em pacientes portadores de SDRA moderada ou grave, com resultados semelhantes. O emprego da Tabela 13.9 (estudo LOVS) tende a deixar o paciente mais tempo em uso de PEEP elevada.

Na Tabela 13.10, estão listados alguns ajustes rápidos para ventilação mecânica em algumas patologias.

**Tabela 13.7: Sugerida para pacientes com SDRA leve (ARDSNET)**

| | | | | | | | | | | | | | |
|---|---|---|---|---|---|---|---|---|---|---|---|---|---|
| $FiO_2$ | 0,3 | 0,4 | 0,4 | 0,5 | 0,5 | 0,6 | 0,7 | 0,7 | 0,7 | 0,8 | 0,9 | 0,9 | 0,9 | 1,0 |
| PEEP | 5 | 5 | 8 | 8 | 10 | 10 | 10 | 12 | 14 | 14 | 14 | 16 | 18 | 18-24 |

**Tabela 13.8: Estudo Alveoli* sugerido para pacientes com SDRA moderada e grave**

| | | | | | | | | | | |
|---|---|---|---|---|---|---|---|---|---|---|
| $FiO_2$ | 0,3 | 0,3 | 0,4 | 0,4 | 0,5 | 0,5 | 0,5-0,8 | 0,8 | 0,9 | 1,0 |
| PEEP | 12 | 14 | 14 | 16 | 16 | 18 | 20 | 22 | 22 | 22-24 |

**Tabela 13.9: Estudo LOVS* sugerida para pacientes com SARA moderada e grave**

| | | | | | | | | |
|---|---|---|---|---|---|---|---|---|
| $FiO_2$ | 0,3 | 0,4 | 0,5 | 0,6 | 0,7 | 0,8 | 0,9 | 1,0 |
| PEEP | 5-10 | 10-18 | 18-20 | 20 | 20 | 20-22 | 22 | 22-24 |

**Tabela 13.10: Sugestão de alguns parâmetros ventilatórios de acordo com a particularidade de cada patologia**

| | *Admissão* | *Asma* | *DPOC* | *SDRA* |
|---|---|---|---|---|
| Modo | VCV ou PCV | VCV ou PCV | VCV ou PCV | VCV ou PCV |
| Volume corrente | 6 mL | 5 a 6 mL | 6 mL | 4 a 6 mL |
| Frequência respiratória | 12 a 16 | 8 a 12 | 8 a 12 | até 35 |
| Tempo inspiratório | 0,8 a 1,2 | 0,8 a 1,2 | 0,8 a 1,2 | 0,8 a 1,2 |
| Pausa inspiratória | 0,5 a 0,8 | 0,5 a 0,8 | 0,5 a 0,8 | 0,5 |
| Fluxo | 40 a 60 | 60 a 100 | 40 a 60 | 40 a 60 |
| Relação I:E | 1:2 ou 1:3 | Inferior a 1:3 | Inferior a 1:3 | 1:1 ou 1:2 |
| PEEP | 3 a 5 inicialmente | 3 a 5 inicialmente | 5 inicialmente | ARDSnet |
| Pressão de platô | ≤ 35 $cmH_2O$ | ≤ 35 $cmH_2O$ | ≤ 30 $cmH_2O$ | ≤ 30 $cmH_2O$ |
| Pressão de pico | ≤ 40 $cmH_2O$ | ≤ 50 $cmH_2O$ | ≤ 45 $cmH_2O$ | ≤ 40 $cmH_2O$ |
| $FiO_2 \times SpO_2$ | 100% reduzir até $SpO_2$ 93% a 97% | > 93% | 92% a 95% | ARDSnet $SpO_2$ > 92% |

# Capítulo 14

# Como Pronar um Paciente

# Introdução

A posição prona consiste em posicionar pacientes com hipoxemia grave em decúbito ventral. O objetivo da posição é reduzir a pressão hidrostática no pulmão dorsal e, assim, obter melhora da pressão parcial de oxigênio no sangue arterial ($PaO_2$), das trocas gasosas e da lesão pulmonar induzida pela ventilação mecânica.

Esses benefícios são o resultado de uma distribuição mais uniforme dos volumes e pressões do ventilador por todo o pulmão, o que se acredita reduzir a incidência e a gravidade da lesão pulmonar induzida pelo ventilador.

# Efeitos Fisiológicos

Os efeitos fisiológicos obtidos em posição prona são explicados por vários fatores. Para melhor compreensão listamos abaixo os mecanismos decorrentes desse posicionamento:

1. Em decúbito ventral, ocorre homogeneidade na distribuição do fluxo aéreo. A distribuição regional dos alvéolos respiratórios é otimizada devido à diminuição da compressão pulmonar nas regiões dorsais. Em função desses efeitos, a posição prona permite a redução dos níveis pressóricos inspiratórios.

2. A ação da gravidade influencia as trocas gasosas. As regiões pulmonares dorsais apresentam menor resistência vascular e pressão transmural vascular. A mudança para decúbito dorsal otimiza a relação entre a ventilação/perfusão.

3. O ganho de áreas anteriormente colapsadas, melhora a complacência pulmonar e da caixa torácica, reduzindo a hiperdistensão alveolar.

4. O ganho de áreas anteriormente colapsadas, associado à melhora do fluxo sanguíneo nas regiões dorsais, re-

duz o efeito *shunt* intrapulmonar (áreas perfundidas, porém não ventiladas).

5. Em decúbito supino ou dorsal, o posicionamento do coração e das vísceras abdominais, promove efeito compressivo sobre a região dorsal pulmonar, aumentando o risco de atelectasias nessa região. A posição prona reduz os efeitos compressivos (Figura 14.1).

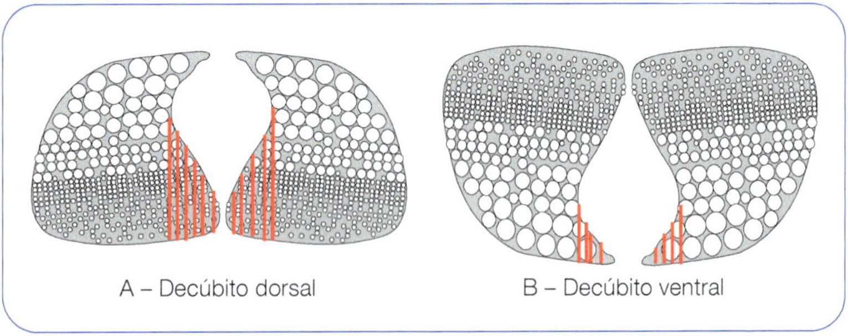


**Figura 14.1:** Figura esquemática de tomografia computadorizada de tórax. A) Paciente em posição supino, demonstrando grande proporção de parênquima pulmonar passível de compressão pelo coração (linhas verticais). B) Paciente em posição prona, demonstrando mínima quantidade de parênquima pulmonar passível de compressão pelo coração (linhas verticais).

# Indicações

Os pacientes elegíveis para aplicação da técnica são os que preenchem os critérios de diagnóstico de síndrome do desconforto respiratório agudo (SDRA) moderada ou grave.

- Pacientes com SDRA com relação $PaO_2/FiO_2 < 150$, utilizando $FiO_2 \geq 0,6$.

- Deve ser indicada precocemente (< 48 h), preferencialmente nas primeiras 24 horas.

## Contraindicações

As principais contra indicações para a técnica são:

- Choque e instabilidade hemodinâmica.
- Hipertensão intracraniana.
- Traumatismo facial ou cirurgia facial nos últimos 15 dias.
- Implante de marca-passo cardíaco nos últimos dois dias.
- Lesão medular.
- Fraturas pélvicas.
- Mulheres grávidas.
- Arritmias graves.
- Equipe não capacitada.
- Traqueostomia precoce (< 24 horas).
- Obesidade mórbida.

## Manobra

A manobra é simples, baixo custo e potencialmente benéfica.

Parece simples, porém quando indicada, a equipe deve estar treinada e seus membros instruídos do seu papel e atribuições. O material necessário deve ser preparado e checado.

Descreveremos a técnica do envelopamento, por acreditarmos ser de mais fácil execução.

## Material

- *Kit* de intubação (risco de extubação acidental) e *kit* de ressuscitação cardiopulmonar, ambos testados e disponíveis.

- Eletrodos cardíacos (número de unidades deve respeitar o modelo do equipamento de monitorização multiparamétrico disponível).

**Dica prática: orientamos que os lençóis a serem utilizados devem estar em bom estado de conservação. Lençóis com muito uso podem rasgar ou romper durante a manobra. Lembramos que os lençóis são o ponto de apoio para a realização da manobra de envelopamento e sofrem tensão importante durante o procedimento. A rutura dos lençóis é uma ocorrência evitável, porém caso aconteça poderá acarretar graves consequência ao paciente.**

- Preparar quatro (4) coxins: cintura escapular, cintura pélvica, joelhos e face.

- Preparar dois (2) lençóis: indicamos a técnica de envelopamento

## Preparo pré-procedimento

- Avaliar critérios de indicação: sim ou não.

- Avaliar critérios de contraindicação: sim ou não.

- Avaliar nível de sedação (idealmente nível de sedação RASS: -5).

- Caso necessário avaliar a indicação de bloqueio neuromuscular.

- Checar a estabilidade hemodinâmica.

- Preparar vasopressores para infusão (caso necessário).

- Checar o posicionamento adequado do tubo endotraqueal: o tubo deve estar com a marcação entre 22-24 cm (ao nível dos dentes incisivos).

- Fixação adequada do tubo.

- Insuflar transitoriamente a pressão do *cuff* à 30 mmHg.

- Aspiração de vias aéreas superiores e tubo orotraqueal.

- Colher gasometria arterial (com os parâmetros basais de ventilação).

- Suspender a infusão de dieta enteral (idealmente, no mínimo, uma hora antes do procedimento).

- Pré-oxigenação com $FiO_2$ a 100% por dois minutos.

- Proteção ocular. Olhos devem ser limpos, lubrificados, ocluídos e protegidos com gaze.

- Avaliar a fixação dos acessos vasculares, reforçar caso necessário.

- Interromper as infusões endovenosas não essenciais.

- Posicionar as bombas de infusão na cabeceira do leito (risco de acidente).

- Caso o paciente esteja em tratamento dialítico, realizar a mudança de decúbito após a interrupção da hemodiálise.

- Remover os eletrodos e fios localizados na face anterior tórax.

- Manter a oximetria de pulso para monitorização.

- Drenos e sonda vesical de demora devem estar bem fixados, clampeados e posicionados ao longo das pernas.

- Proteger as proeminências ósseas.

- Abaixar as grades do leito.

- Posicionar o ventilador na lateral do leito. Avaliar qual lado será mais adequado ou que menos atrapalhe a manobra.

- Informar o responsável ou familiares do paciente.

**Dica prática: sugerimos a retirada do colchão casca de ovo antes de iniciar a manobra. Esse tipo de colchão dificulta a mobilização do paciente. Observamos que o paciente "escorrega" ou fica "enviesado" com facilidade no leito. Durante a mobilização, é extremante difícil manter o paciente alinhado.**

## Procedimento

A realização da manobra requer **no mínimo** cinco profissionais, **idealmente deveria ser feita por sete pessoas**: um médico, um enfermeiro, um fisioterapeuta, dois técnicos de enfermagem.

O profissional médico deve estar posicionado na cabeceira do leito: com atenção ao TOT e responsável pela coordenação do procedimento.

O enfermeiro é responsável por checar os materiais, medicamentos, acessos, drenos, cateteres, monitorização e cuidados antes e após o procedimento.

O fisioterapeuta é responsável pelo cuidado com a via aérea e ventilador mecânico, além de preparar os coxins de apoio: tórax, pelve, joelhos e extras caso necessário (face, braços, mãos).

Os técnicos de enfermagem são responsáveis por auxiliar a execução da manobra, administração de medicamentos e preparo dos materiais necessários.

Ressaltamos que, de acordo com a estatura e peso do paciente, pode haver necessidade de mais profissionais para realizar a manobra. Posicionar uma dupla ou trio em cada lateral do leito.

## 1° Passo

O paciente deve estar em posição supina, com a cama hospitalar em uma posição neutra (0 grau), em um lençol limpo (Figura 14.2).

Deve remover qualquer material que potencialmente possa causar lesão (eletrodos, dobras de lençol, etc.).

Desconecte o monitor multiparamétrico e manter somente o oxímetro de pulso.

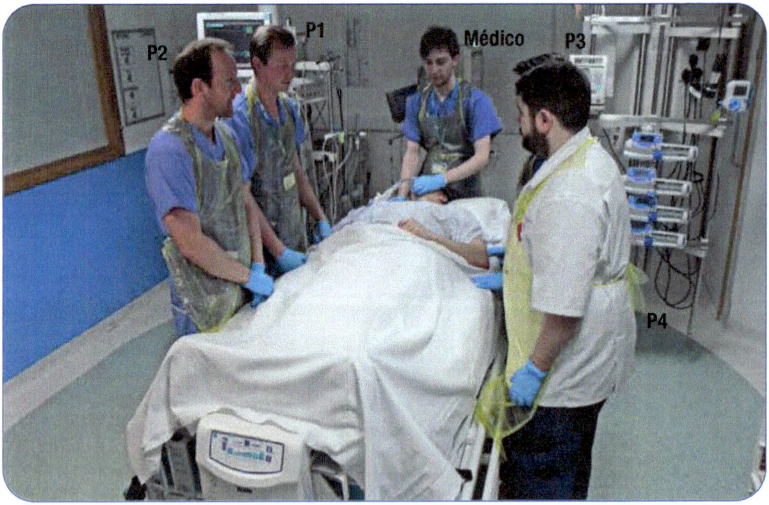


**Figura 14.2:** Observe a equipe mínima ideal – médico posicionado na cabeceira e os outros profissionais na lateral do leito. Lado esquerdo do leitor (P1 e P2). Lado direito do leitor (P3 e P4). Adaptada de *Guidance for Prone Positioning in Adult Critical Care* – Sociedade de Terapia Intensiva do Reino Unido.

## 2° Passo

Posicionar os coxins ou travesseiros: um sobre os ombros, um sobre o quadril e um sobre os joelhos. Objetivos: reduzir a pressão compressiva sobre o abdômen e incidência de úlceras de pressão (Figura 14.3).

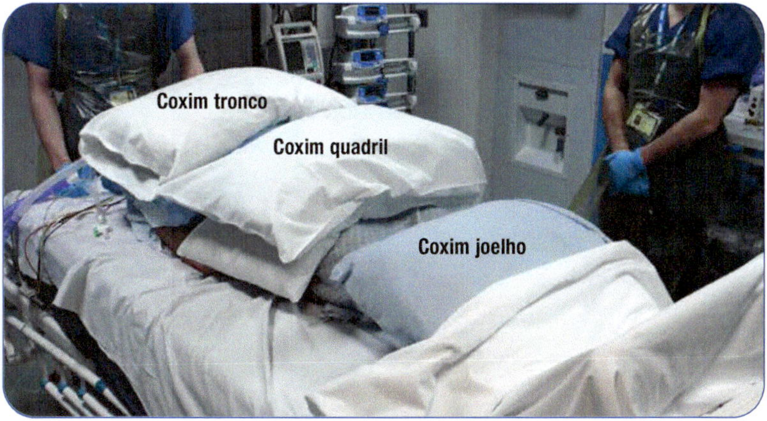


**Figura 14.3:** Observe o posicionamento dos coxins. Adaptada de *Guidance for Prone Positioning in Adult Critical Care* – Sociedade de Terapia Intensiva do Reino Unido.

## 3° Passo

Cobrir o paciente com outro lençol, deixar a cabeça e pescoço livres (Figura 14.4).

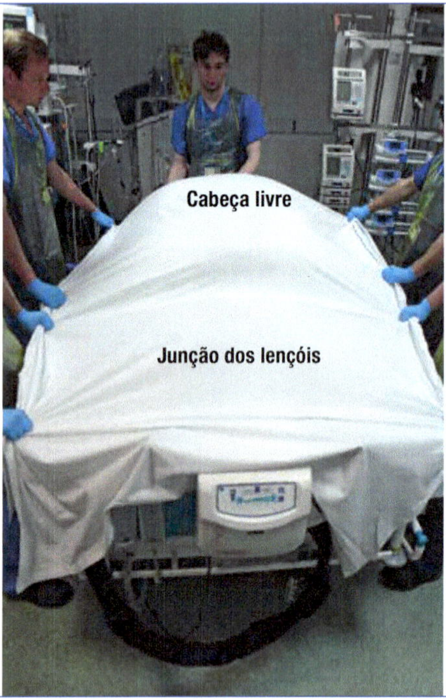


**Figura 14.4:** Observe que os lençóis estão unidos nas extremidades e que a cabeça do paciente deve ser mantida descoberta (livre). Adaptada de *Guidance for Prone Positioning in Adult Critical Care* – Sociedade de Terapia Intensiva do Reino Unido.

## 4° Passo

Unir as bordas dos lençóis, enrolando-as firmemente:" movimento de punho do acelerador de moto", no sentido externo para o interno (bordas do lençol → para o paciente) (Figura 14.5).

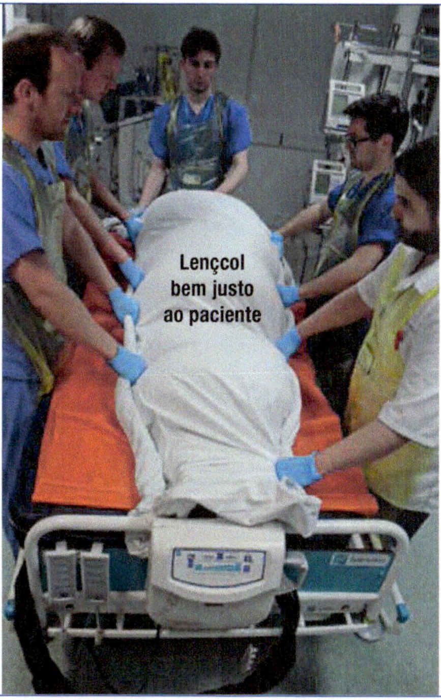


**Figura 14.5:** Observe como os lençóis são enrolados firmemente em direção do paciente. Adaptada de *Guidance for Prone Positioning in Adult Critical Care* – Sociedade de Terapia Intensiva do Reino Unido.

## 5° passo

Deslocar o paciente cuidadosamente para a lateral do leito, lado contralateral ao do ventilador, em direção aos profissionais P3 e P4. Lembramos que os profissionais posicionados na lateral do leito não devem largar os lençóis, mantendo-os firmemente apertados (Figura 14.6).

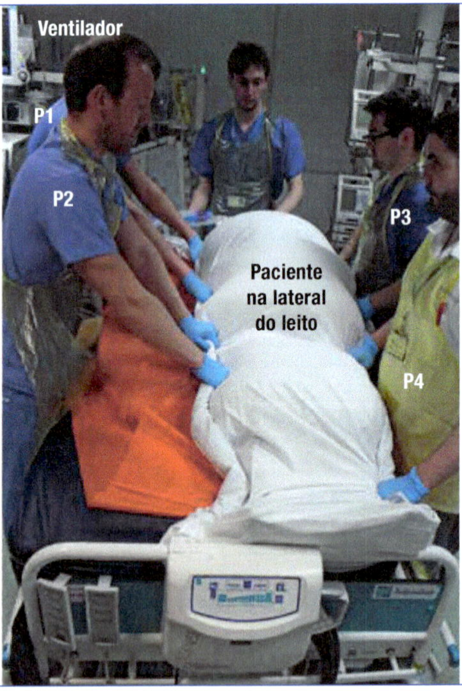


**Figura 14.6:** Observe que os profissionais mantêm os lençóis enrolados firmemente e que o paciente foi posicionado no lado oposto ao ventilador. Adaptada de *Guidance for Prone Positioning in Adult Critical Care* – Sociedade de Terapia Intensiva do Reino Unido.

## 6° Passo

Uma vez na lateral do leito, o responsável da equipe deve dar o comando de lateralizar o paciente em ângulo de 90°. Os profissionais (P3 e P4) que "recebem o paciente" irão ficar com a "mão de cima" (acima do paciente). A dupla que entrega o paciente (P1 e P2) ficarão com a "mão de baixo" (embaixo do paciente). Os profissionais P3 e P4 serão responsáveis pela "lateralização". Os profissionais P1 e P2 ("mão de baixo") manterão os lençóis justos ao paciente (Figura 14.7a).

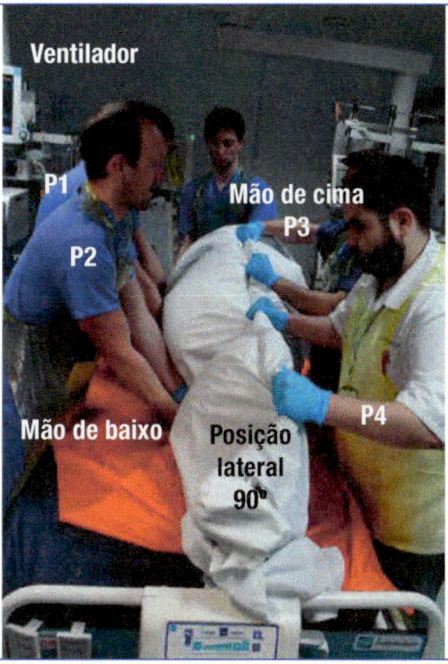


**Figura 14.7a:** Observe que os profissionais (P3 e P4), da lateral oposta ao ventilador, estão segurando o paciente na chamada "mão de cima" (acima do paciente). Os profissionais posicionados na lateral do ventilador (P1 e P2) estão segurando o paciente na chamada "mão de baixo" (abaixo do paciente). Note ainda que os lençóis estão firmemente apertados. Adaptada de *Guidance for Prone Positioning in Adult Critical Care* – Sociedade de Terapia Intensiva do Reino Unido.

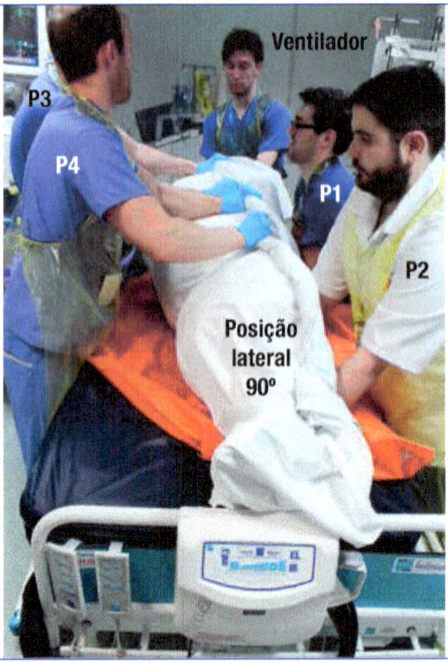


**Figura 14.7b:** Observe que os profissionais (P3 e P4), da lateral oposta ao ventilador, estão segurando o paciente na chamada "mão de cima" (acima do paciente). Os profissionais posicionados na lateral do ventilador (P1 e P2) estão segurando o paciente na chamada "mão de baixo" (abaixo do paciente). Note ainda que os lençóis estão firmemente apertados. Adaptada de *Guidance for Prone Positioning in Adult Critical Care* – Sociedade de Terapia Intensiva do Reino Unido.

## 7° Passo

"Inverter a posição das mãos". Os profissionais (P3 e P4) que estão segurando o paciente na chamada "mão de cima", trocarão de posição com os profissionais que estão segurando na chamada 'mão de baixo" (P1 e P2). Inverter com o "profissional espelho" (frente a frente), ou seja, P1 inverte com P3 e P2 com P4.

O profissional P1 irá trocar uma mão de cada vez com o profissional P3. O profissional P1 passará uma "mão de cima" para "mão de baixo" e o P3 passará uma "mão de baixo" para "mão de cima". Inverter a outra mão da mesma forma.

Iniciar outra troca de mãos entre a outra dupla "espelho" P2 com P4. O profissional P2 passará uma "mão de cima" para "mão de baixo" e o P4 passará uma "mão de baixo" para "mão de cima". Inverter a outra mão da mesma forma (Figura 14.8).

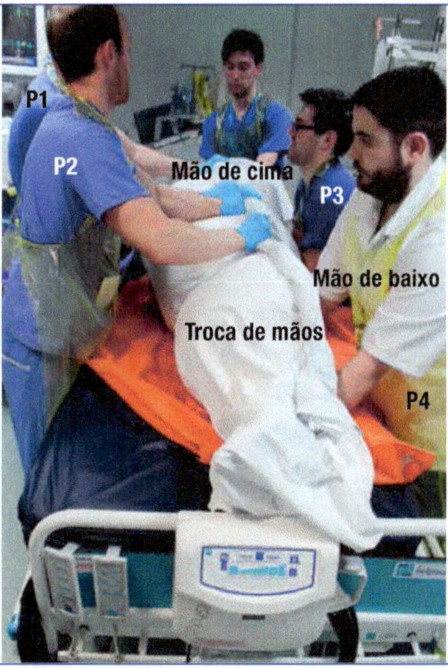


**Figura 14.8:** Observe a posição final da troca de mãos. Troca de mãos completa. Adaptada de *Guidance for Prone Positioning in Adult Critical Care* – Sociedade de Terapia Intensiva do Reino Unido.

## 8° Passo

Rolar o paciente para a posição PRONA (Figura 14.9).

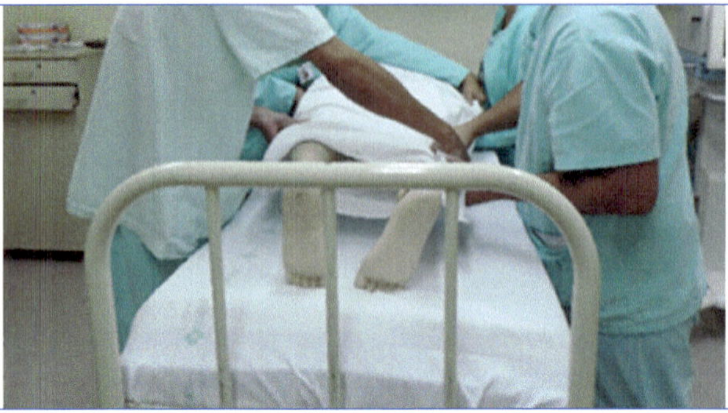

**Figura 14.9:** Paciente em posição prona, após a rolagem. Adaptada de Cavalcanti (Rev Bras Ter Intensiva. 2017;29(2):131-141).

## 9° Passo

Soltar os lençóis, "desenrolar" o paciente e centralizá-lo no leito (Figura 14.10).

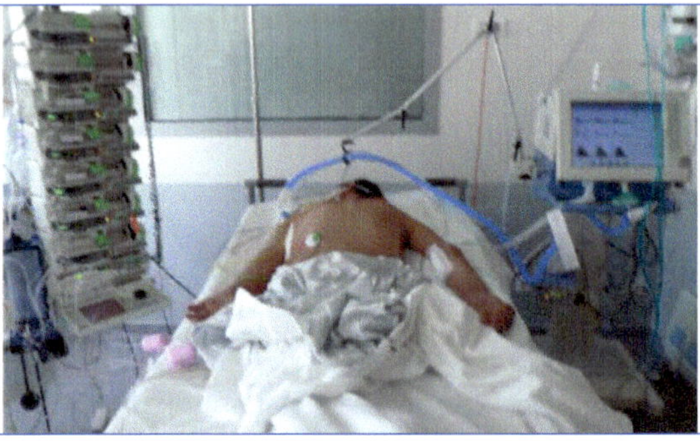

**Figura 14.10:** Paciente em posição prona, centralizado no leito. Adaptada de Guérin (European Respiratory Review 2014 23: 249-257).

## 10° Passo

Monitorizar o paciente novamente, checar a posição do tubo orotraqueal ou traqueostomia, observar os acessos vasculares, sondas e drenos e revisar o correto posicionamento dos coxins (Figura 14.11).

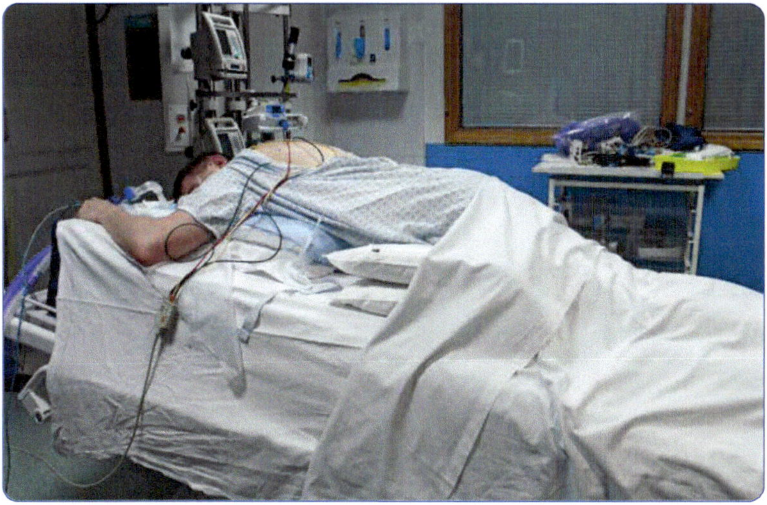

**Figura 14.11:** Paciente monitorizado. Acessos, drenos e eletrodos reposicionados. Adaptada de *Guidance for Prone Positioning in Adult Critical Care* – Sociedade de Terapia Intensiva do Reino Unido.

## 11° Passo

Posicionar o paciente cuidadosamente na "posição de nadador". O pescoço deve ser lateralizado. Levantar o braço que o paciente está "olhando". O ombro deve estar flexionado a 90º e cotovelo a 90º; palma da mão apoiada no leito (Figura 14.12).

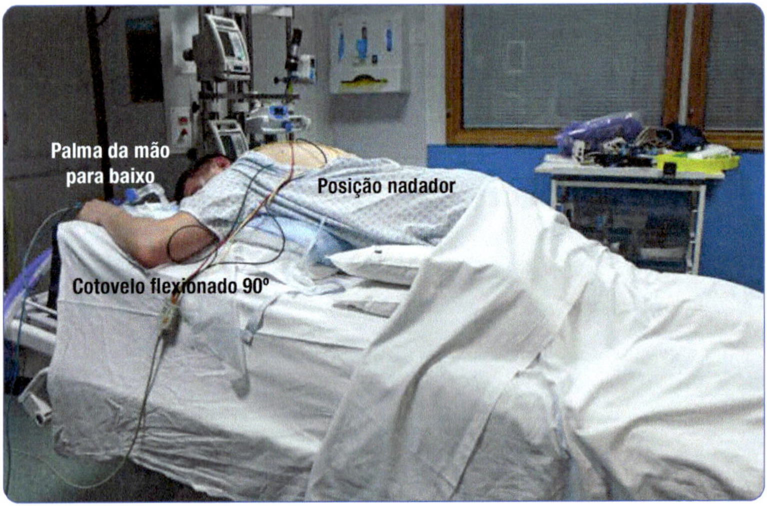


**Figura 14.12:** Paciente em "posição de nadador". Observe o posicionamento do cotovelo e palma da mão. Adaptada de *Guidance for Prone Positioning in Adult Critical Care* – Sociedade de Terapia Intensiva do Reino Unido.

## 12° Passo

Reposicionar a cabeça e alternar os braços a cada duas horas, avaliar necessidade de aspiração, posicionar o leito em Trendelenburg reverso (30°) e reiniciar dieta (após tudo ajustado) (Figura 14.13).

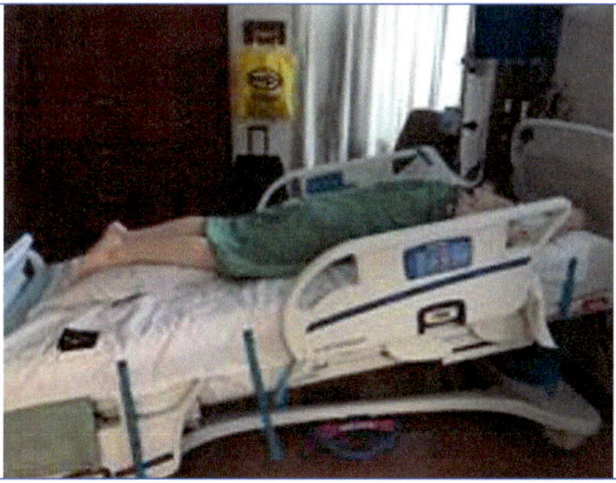

**Figura 14.13:** Posição de Trendelenburg reverso. A posição minimiza o risco de edema facial e do refluxo alimentar gastroenteral. Adaptada de Carvalho (Sociedade Mineira de Terapia Intensiva – maio de 2020).

## 13° Passo

1. Manter em prona por: 16-18 horas.

2. Reposicionar braços e cabeça de 2-2 horas.

3. Checar os olhos (não pode haver contato do olho com outra superfície).

4. Documentar os procedimentos, eventos adversos e horários das ocorrências.

5. Aguardar uma hora para avaliar resposta terapêutica. É considerado como resposta positiva: aumento de 20 pontos na relação $PaO_2/FiO_2$ (ex.: relação de 120 em posição supina e após prona de 160, ou seja, variação de 40 pontos) ou incremento de 10 mmHg na $PaO_2$.

## 14° Passo: retorno do paciente para posição supina

Preparo pré-procedimento:

- Avaliar nível de sedação (idealmente nível de sedação RASS: -5).
- Caso necessário avaliar a indicação de bloqueio neuromuscular.
- Checar a estabilidade hemodinâmica.
- Preparar vasopressores para infusão (caso necessário).
- Checar o posicionamento adequado do tubo endotraqueal: o tubo deve estar com a marcação entre 22-24 cm (ao nível dos dentes incisivos).
- Fixação adequada do tubo.
- Insuflar transitoriamente a pressão do *cuff* à 30 mmHg.

- Aspiração de vias aéreas superiores e tubo orotraqueal.
- Suspender a infusão de dieta enteral (idealmente, no mínimo, 1 hora antes do procedimento).
- Pré-oxigenação com $FiO_2$ a 100% por 2 minutos.
- Proteção ocular. Olhos devem ser limpos, lubrificados, ocluídos e protegidos com gaze.
- Avaliar a fixação dos acessos vasculares, reforçar caso necessário.
- Interromper as infusões endovenosas não essenciais.
- Posicionar as bombas de infusão na cabeceira do leito (risco de acidente).
- Caso o paciente esteja em tratamento dialítico, realizar a mudança de decúbito após a interrupção da hemodiálise.
- Remover os eletrodos e fios localizados na face posterior do tórax.
- Manter a oximetria de pulso para monitorização.
- Drenos e sonda vesical de demora devem estar bem fixados, clampeados e posicionados ao longo das pernas.
- Proteger as proeminências ósseas.
- Abaixar as grades do leito.
- Posicionar o ventilador na lateral do leito. Avaliar qual lado será mais adequado ou que menos atrapalhe a manobra.

• Cobrir o paciente com outro lençol limpo, deixar a cabeça e pescoço livres.

• Unir as bordas dos lençóis, enrolando-as firmemente:" movimento de punho do acelerador de moto", no sentido externo para o interno (bordas do lençol → para o paciente).

• Repetir em sequência os passos 5°, 6° e 7°.

• Rolar o paciente para a posição SUPINA.

• Repetir em sequência os passos 8°, 9° e 10°.

• Após retorno para a posição supina, observar repouso de 6 horas para a nova manobra de prona.

## Complicações

Apesar de conceitualmente simples, a posição prona é tecnicamente desafiadora. Posicionar o paciente em decúbito ventral, não é apenas virar o paciente, requer trabalho em equipe e treinamento prévio (voluntário ou manequim). Não realizar o procedimento por impulso ou ouvir falar. Esteja consciente dos riscos envolvidos.

A manobra de prona ou pronação está associado a complicações, dentre outras, como extubação não planejada; perda de acesso venoso central, drenos e sondas; obstrução do tubo endotraqueal/traqueostomia; lesão ocular; dor; edema facial e úlceras de pressão.

O diagnóstico de síndrome do desconforto torácico agudo moderada ou grave implica por definição na ocorrência de hipóxia. A hipóxia é um fator etiológico importante como gatilho de uma PCR. A indicação de pronar o paciente: também é uma sinalização de gravidade e instabilidade ventilatória.

Um paciente criticamente grave em uso do suporte ventilatório, habitualmente apresenta instabilidade hemodinâmica e uso de drogas vasoativas. Esse perfil, por vezes, apresenta piora clínica em pequenas mudanças posicionais (lateralização). Pronar o paciente significa altos índices de estresse para a equipe e fundamentalmente para o paciente.

Ressaltamos que a ocorrência de uma PCR durante ou após a realização da manobra é um fato esperado e deve ser prontamente combatido.

A manobra de reanimação cardiorrespiratória deverá iniciar em posição prona.

A massagem cardíaca deve ser feita na região interescapular ao nível das vértebras T7-T10. Mantendo o critério de qualidade de compressão descritos em diversos manuais específicos (frequência das compressões de 100 a 120 compressões por minuto; profundidade de, no mínimo, 5 cm. Evitar compressões com profundidade maior que 6 cm) (Figura 14.14).

Retornar o paciente para posição supina quando possível e com o máximo de segurança: evitando a desconexão do ventilador e o risco de liberação de aerossóis.

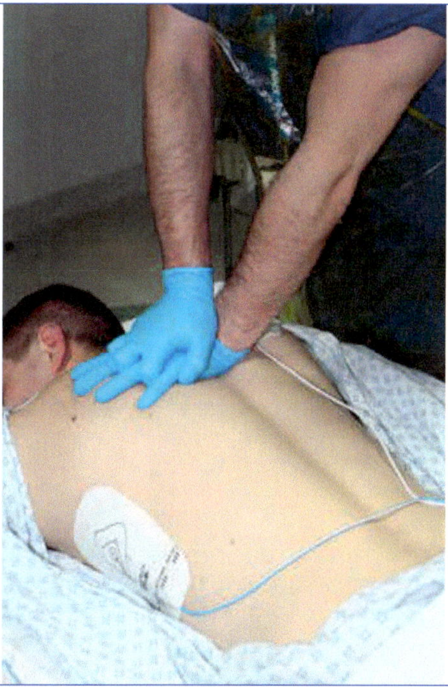

**Figura 14.14:** Observe o posicionamento das mãos durante a manobra de reanimação. Adaptada de *Guidance for Prone Positioning in Adult Critical Care* – Sociedade de Terapia Intensiva do Reino Unido.

Caso haja indicação de desfibrilação, a mesma pode ser realizada em posição prona.

A pá esternal deve ser posicionada na região dorsal (sobre a escápula direita) e a pá apical na lateral do paciente (lado esquerdo do paciente na linha axilar média) (Figura 14.15).

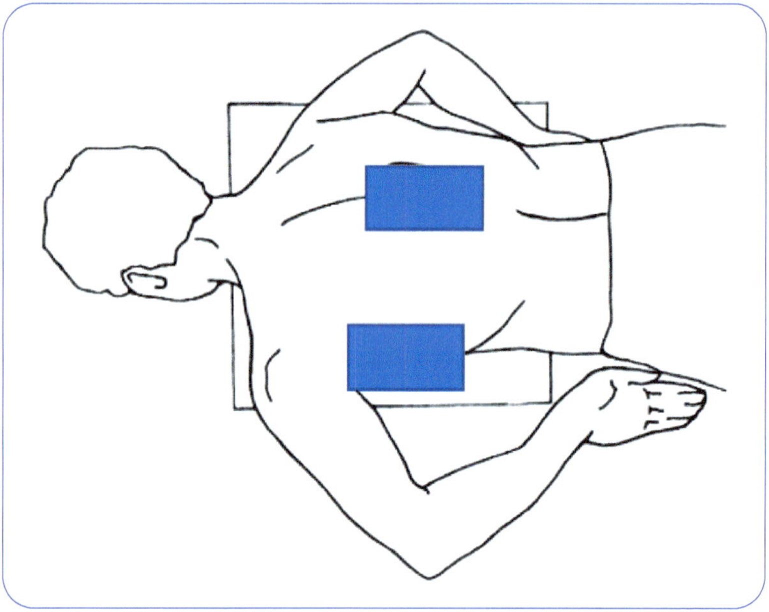

**Figura 14.15:** Posicionamento das pás de desfibrilação. Adaptada de Guimarães (Arq Bras Cardiol. 2020; 114(6):1078-1087).

# Considerações

Há diversos artigos, livros e páginas na *web* que podem e devem ser consultados.

O artigo "*Checklist* da prona segura: construção e implementação de uma ferramenta para realização da manobra de prona", publicado em 2017 (Rev Bras Ter Intensiva), traz um formulário de *checklist* que pode ser integralmente aplicado ou ajustado de acordo com a realidade local (Figura 14.16).

O guia *Prone Positioning in Adult Critical Care* da Sociedade de Terapia Intensiva do Reino Unido foi amplamente utilizado para a elaboração das imagens.https://ics.ac.uk/ICS/ICS/News_Statements/Prone_Positioning_in_Adult_Critical_Care_.aspx

Sugerimos o portal: https://eephcfmusp.org.br/portal/coronavirus-19/ por demonstrar o passo a passo da manobra.

### *CHECKLIST* DA PRONA SEGURA

ETIQUETA DO PACIENTE AQUI

Data: ____/____/____ Turno: ____Hora da prona: ____:____ Hora do retorno para supina: ____:____

Realizar as atividades abaixo, conforme as siglas: TEC (Técnico de enfermagem), ENF (enfermeiro), FIS (fisioterapeuta), MED (médico)

#### PRÉ-MANOBRA - TIME IN

**Dieta**

- ☐ TEC: Pausar e abrir SNE em frasco 2 horas antes
  Hora da pausa da dieta: ______________h

**Materiais**

- ☐ ENF/FIS: Providenciar coxins
  ***Confecção: coxim de piramidal + 2 lençóis + fronha presos com fita crepe.***
- ☐ TEC: Aproximar carro PCR e caixa de intubação
- ☐ TEC: Testar material de aspiração e ambu

**Cuidados**

- ☐ TEC: Realizar cuidados oculares (hidratação e oclusão)
  Cuidados com a pele: hidrocoloide em ( ) face, ( ) tórax, ( ) crista ilíaca, ( ) joelho, ( ) ______________
- ☐ ENF: Revisar fixação dos dispositivos invasivos e curativos. ***Revisar comprimento dos extensores***
- ☐ ENF: Pausar hemodiálise contínua, recircular e heparinizar cateter

**Via aérea**

- ☐ TEC: Aspirar VAS e TOT ou TQT
- ☐ ENF: Verificar fixação do cadarço, registrar comissura labial e pressão do balonete do TOT
- ☐ MED/FIS: Pré-oxigenar ($FiO_2$:100% por 10min)

**Analgesia e sedação**

- ☐ MED: Avaliar necessidade de repique de sedação e curarização (Avaliar valor do BIS)

#### EXECUÇÃO DA MANOBRA

**Registros**

- ☐ TEC: BIS, sinais vitais, parâmetros da VM

**Preparação para manobra**

- ☐ ENF: Posicionar eletrodos e dômus da PAM nos MsSs e alinhar cabos de monitorização e oximetria
- ☐ TEC: Desconectar BIS, frasco de SNE, extensor de aspiração
- ☐ TEC: Clampear sondas e drenos (**exceto dreno de tórax**) e posicionar entre as pernas ou braços do paciente.

**Execução da manobra**

- ☐ TEC: Posicionar cabeceira posição plana, inflar colchão e alinhar membros
- ☐ ENF/FIS: Posicionar os coxins - pelve e tórax
- ☐ TEC: Posicionar o lençol móvel sobre o paciente
- ☐ TEC: Pausar infusões e desconectar ***(manter apenas vasopressor e NPT)***
- ☐ TEC/ENF/FIS: Formar o ENVELOPE ***(enrolar a borda dos lençóis o mais próximo possível do corpo do paciente)***
- ☐ Realizar a manobra ***(não esquecer 3 momentos do giro)***

**Eventos adversos**

**ATENÇÃO:**

**NÃO REALIZAR RAIO-X EM PRONA.**

**Em caso de dreno de tórax: NÃO CLAMPEAR DRENO DE TÓRAX!**

#### PÓS-MANOBRA - TIME OUT

**Posicionamento**

- ☐ MED: Confirmar posição do TOT ou TQT
- ☐ ENF/FIS: Posicionar coxim facial
- ☐ TEC 1: Reiniciar infusões
- ☐ ***ENF: Posicionar dômus da PAM (revisar ponto ZERO)***
- ☐ TEC 1: Posicionar eletrodos no dorso
- ☐ TEC 2: Posicionar sondas e drenos e abrir clampes
- ☐ ENF/FIS: Elevar membro superior em posição de nadador
- ☐ TEC/FIS: Posicionar demais coxins (mão, abaixo e acima do joelho)
- ☐ TEC: *Trendelemburg* reverso ***(elevar a cabeceira o máximo que a cama permitir)***

**Cuidados**

- ☐ ENF: Reiniciar hemodiálise contínua (se mantiver estabilidade hemodinâmica e ventilatória)
- ☐ ENF/TEC/FIS/MED: Alternar posição de nadador a cada 2 horas
- ☐ TEC: Aliviar pontos de pressão
- ☐ TEC: Registrar: BIS, sinais vitais, parâmetros VM, comissura labial, pressão balonete e intercorrências

**Dieta**

- ☐ ENF: Reiniciar dieta 1 hora após (30mL/hora ou conforme avaliação médica), se não houver intercorrências
  Hora de reinício da dieta: ______________h
- ☐ TEC: Observar tolerância à dieta e progredir: 40mL/h após 6 horas e 50mL/hora após 12 horas de prona

#### ORGANIZAÇÃO DA EQUIPE

**PASSO 1 - Definição da HORA e da EQUIPE**

⇒ Médico define a manobra de prona e combina com enfermeiro e fisioterapeuta o momento da execução da manobra. O enfermeiro define a equipe que participará do procedimento (**6 membros:** 1 médico, 1 fisioterapeuta, 1 enfermeiro e 2 técnicos. O sexto componente será responsável apenas pelo *checklist*).

Responsabilidades durante toda a manobra:

Enfermeiro - PAM invasiva/suspensão das drogas/rever dieta

Médico - cuidados com TOT durante manobra e verificação pós manobra

Fisioterapeuta - aspiração do tubo

Técnico 1 - responsável por retirada e colocada de eletrodos

Técnico 2 - clampear e desclampear drenos e sondas

**ATENÇÃO:** Em caso de **dreno de tórax** a equipe deve ser constituída por **mais um membro** que será responsável pelos cuidados com o dreno e o seu frasco.

**NÃO CLAMPEAR DRENO DE TÓRAX!**

**PASSO 2 – Providenciar coxins (responsável fisioterapeuta)**

**PASSO 3 – Realizar os cuidados pré-manobra (responsável: enfermeiro)**

**PASSO 4 – Reunião da equipe para execução da manobra**

⇒ No momento determinado a equipe deve se reunir: o médico se posiciona na cabeceira do leito, um enfermeiro e um fisioterapeuta a cada lado do tronco do paciente e dois técnicos. Uma pessoa da equipe que não está envolvida na manobra deve realizar o *checklist*.

**⇒ O *time-in* (cuidados pré-manobra) deve ser checado com todos os membros da equipe reunidos, embora sua execução já deva ter sido realizada previamente.**

**⇒ Em caso de parada cardiorrespiratória reanimar paciente em posição prona!**

#### REGISTROS

**COLETA DE GASOMETRIA**

| | Posição supina (antes da prona) | 1 hora de prona | 6 horas de prona | Final da prona | 4 horas em posição supina | 12 horas em posição supina |
|---|---|---|---|---|---|---|
| $PaO_2$ | | | | | | |
| $PaCO_2$ | | | | | | |
| pH | | | | | | |
| $SatO_2$ | | | | | | |
| $FiO_2$ | | | | | | |

**MECÂNICA VENTILATÓRIA**

| | Posição supina | 1 hora de prona | Final da prona | 4 horas em posição supina |
|---|---|---|---|---|
| Ppico | | | | |
| Pplato | | | | |

**Figura 14.16:** *Checklist* da prona segura. Adaptada de Cavalcanti (Rev Bras Ter Intensiva. 2017;29(2):131-141).

# Conclusão

A manobra de pronação é uma manobra segura que deve ser aplicada nas primeiras 24-48 horas. Requer equipe treinada.

Capítulo 15

# Como Ventilar Pacientes com COVID-19

# Introdução

A pandemia da COVID-19 representa uma grande ameaça ao sistema de saúde. Os pacientes submetidos a intubação orotraqueal e ventilação mecânica apresentam alto índice de morbimortalidade.

A síndrome respiratória aguda grave (SRAG) é uma síndrome respiratória viral infecciosa causada por diversos vírus respiratórios (influenza, vírus sincicial respiratório, parainfluenza, entre outros). É caracterizada por um quadro gripal associado à dispneia ou taquipneia (frequência respiratória igual ou acima de 20 incursões por minuto) ou hipoxemia, com saturação de oxigênio ($SpO_2$) $< 95\%$ em ar ambiente.

# Princípio

Em linhas gerais, o modo de ventilação mecânica indicado para os pacientes com SRAG pela COVID-19 pouco difere do modo utilizado para pacientes com síndrome do desconforto respiratório agudo (SDRA).

• Proteção pulmonar: minimizar o risco de provocar ou agravar a lesão pulmonar.

- Manter o *driving pressure* (pressão de platô – PEEP) < 15 $cmH_2O$.
- Buscar manter pressão de platô ≤ 30 $cmH_2O$.
- Volume corrente de 4-6 mL/kg

*1º Passo:* determinar o peso ideal do paciente:

Gênero masculino: 50 + 0,91 (altura em cm – 152,4).

Gênero feminino: 45,5 + 0,91 (altura em cm – 152,4).

*2º Passo:* determinar o volume corrente ideal:

Inicialmente, 6 mL/kg de peso ideal, podendo variar de 4-6 mL/kg de peso.

*3º Passo:* ajustar os alarmes de segurança: pressão máxima nas vias aéreas: 40 $cmH_2O$.

Pressão mínima nas vias aéreas: abaixo do valor de PEEP ajustado.

4º *Passo:* escolher a modalidade: ventilar em modalidade assistido/controlada.

5º *Passo:* escolher o modo ventilatório de acordo com sua preferência e familiaridade (Tabela 15.1):

| **Tabela 15.1: Ajustes iniciais da Vmec para pacientes com SDRA** |
|---|
| ***Volume*** |
| Inicialmente, ajustar o valor do fluxo inspiratório em 40-50 L/min O objetivo é evitar um tempo inspiratório muito longo (valores inferiores ou < 40 L/min) ou pico pressórico (valores superiores ou > 50 L/min). |
| Ajustar o volume corrente inspiratório calculado (ver 2º passo) |
| PEEP 10 $cmH_2O$ |
| $FiO_2$ 100% |
| ***Pressão*** |
| Ajustar a pressão inspiratória em Iniciar com valores 10-15 $cmH_2O$ |
| Após iniciar a ventilação, aumentar em 2-2 $cmH_2O$, até alcançar o volume corrente ideal |
| Ajustar o tempo inspiratório em 0,8-1,2 s |
| PEEP 10 $cmH_2O$ |
| $FiO_2$ 100% |

6º Passo: regular a frequência respiratória:

Ajustar a frequência respiratória em 20-35 irpm.

Deve ser ajustada para manter $PaCO_2$ entre 45 e 55 mmHg e evitar pH < 7,20.

O ajuste deve evitar o aparecimento de auto-PEEP (observar a curva Fluxo/Tempo).

Evitar uma relação inspiração/expiração abaixo de 1:1,5. Idealmente deve ser superior a 1:2.

7º Passo: ajustar a sensibilidade do ventilador:

Inicialmente, em função hipoxemia e/ou fadiga muscular, o paciente deve ser mantido sedado e curarizado. Os objetivos são: repouso muscular e a redução do consumo de oxigênio/demanda metabólica.

Idealmente o paciente deve estar "encostado no ventilador", ou seja, todas as frequências deveriam ser disparadas pelo ventilador.

A sensibilidade do ventilador deve ser ajustada nos parâmetros habitualmente empregados. Reajustar caso ocorra o fenômeno do autodisparo.

Sugerimos o emprego do disparo de sensibilidade a fluxo por ser teoricamente mais confortável para o paciente.

Os valores médios utilizados são:

Sensibilidade a pressão: –0,5 a –2 $cmH_2O$.

Sensibilidade a fluxo: 2 a 4 L/min.

Salientamos que o aumento do limiar de sensibilidade não deve ser utilizado para evitar que o paciente dispare o ventilador. A elevação da sensibilidade aumentará o trabalho muscular. Caso o paciente esteja mal adaptado ou assincrônico, considerar o ajuste dos demais parâmetros ventilatórios e/ou sedação (curarização).

8º *Passo:* ajustar o valor de PEEP:

Inicialmente, utilizar níveis de PEEP em torno de 10 $cmH_2O$.

Observar efeito do valor da PEEP sobre a hemodinâmica do paciente.

Cuidado com a pressão arterial média (evitar valores inferiores a 65 mmHg). Diminuir a PEEP para 5 a 8 $cmH_2O$, até obter o ajuste pressórico (PAM $\geq$ 65 mmHg).

Sugerimos o emprego das tabelas de PEEP (PEEP *Table*) do estudo ADRSNET (Tabela 15.2) e a sugerida pelo portal da Escola de Educação Permanente da Faculdade de Medicina da Universidade de São Paulo (Tabela 15.3). Essas tabelas preconizam valores mais conservadores de ajuste, em função das particularidades dos pacientes com SRAG que apresentam tendência de hiperdistensão alveolar com o emprego de valores excessivos de PEEP.

**Tabela 15.2: Sugerida para pacientes com SDRA leve (ARDSNET)**

| | | | | | | | | | | | | | |
|---|---|---|---|---|---|---|---|---|---|---|---|---|---|
| $FiO_2$ | 0,3 | 0,4 | 0,4 | 0,5 | 0,5 | 0,6 | 0,7 | 0,7 | 0,7 | 0,8 | 0,9 | 0,9 | 0,9 | 1,0 |
| PEEP | 5 | 5 | 8 | 8 | 10 | 10 | 10 | 12 | 14 | 14 | 14 | 16 | 18 | 18-24 |

**Tabela 15.3: Tabela de ajuste inicial de PEEP e $FiO_2$**

← Saturaçao acima do alvo (andar para esquerda)

| Alvo saturação $O_2$ entre 90% ⇔ 95% | | | | | | | | | | | Alvo saturação $O_2$ entre 90% ⇔ 93% | | | | |
|---|---|---|---|---|---|---|---|---|---|---|---|---|---|---|---|
| 30% | 30% | 40% | 40% | 50% | 50% | 60% | 60% | 70% | 70% | 80% | 80% | 90% | 90% | 100% | 100% |
| 6 | 7 | 7 | 8 | 8 | 9 | 9 | 10 | 10 | 11 | 11 | 12 | 12 | 13 | 14 | 14-24 |

Saturaçao abaixo do alvo (andar para direita) →

Fonte https://eephcfmusp.org.br/portal/coronavirus-19/

**Dica prática:**

Pacientes com complacência pulmonar próxima da normalidade, valores em torno de 50 mL/cm$H_2O$, tendem a ser pouco responsivos ao incremento da PEEP e apresentar hiperdistensão alveolar.

Pacientes com complacência pulmonar < 40 mL/cm$H_2O$, tendem a ser responsivos ao incremento da PEEP.

O tempo médio para estabilização das mudanças da PEEP e/ou $FIO_2$ ocorre após 30 minutos.

*9º Passo:* ajustar o valor da Fração Inspirada de Oxigênio ($FiO_2$):

Inicialmente, a $FiO_2$ deve ser ajustada em 1,0 (100%).

Após a estabilização do paciente, os reajustes deverão ter o objetivo de manter a uma saturação alvo de 90% a 95%.

Os ajustes da $FiO_2$ podem ser feitos de acordo com as tabelas descritas acima.

Nos casos graves ou refratários, podem ser tolerados valores de $SatO_2$ em torno de 88%.

*10º Passo:* considerar a indicação de posição prona:

Avaliar contraindicações (ver Capítulo 14).

Pacientes com SDRA com relação $PaO_2/FiO_2$ < 150, utilizando $FiO_2 \geq 0,6$.

Deve ser indicada precocemente (< 48 h), preferencialmente nas primeiras 24 horas.

Ver Capítulo 14.

*11° Passo:* considerar manobras de recrutamento pulmonar.

- As manobras de recrutamento pulmonar devem ser realizadas por profissionais treinados e sob estrito controle hemodinâmico (PAM).

- Constitui manobra avançada e foge do escopo desse manual.

- É fundamental a coleta seriada de gasometria arterial.

- Existe o risco de hiperdistensão pulmonar.

- Sugerimos o tutorial do portal *https://eephcfmusp.org.br/portal/coronavirus-19/*

*12º Passo:* considerar ECMO venovenosa em pacientes refratários as medidas descritas acima:

- Relação $PaO_2/FiO_2$ < 50 mmHg por mais do que 3 horas.

- Relação $PaO_2/FiO_2$ < 80 mmHg por mais do que 6 horas.

- pH arterial < 7,15 por acidose respiratória ($PaCO_2$ > 60 mmHg).

# Bibliografia Recomendada


- 2016 Year in Review: Mechanical Ventilation. Pettenuzzo, T. Respiratory Care May 2017, 62 (5) 629-635.
- Amato MB, Carvalho CR, Isola A, et al. Ventilação Mecânica na Lesão Pulmonar Aguda (LPA)/Síndrome do Desconforto Respiratório Agudo (SDRA). J Bras Pneumol 2007; (Suppl 2):S119-S127.
- Amato MB, Carvalho CR, Isola A, et al. Ventilação Mecânica na Lesão Pulmonar Aguda (LPA)/Síndrome do Desconforto Respiratório Agudo (SDRA). J Bras Pneumol 2007; 33(Suppl 2):S119-S127.
- ART Investigators. Rationale, Study Design, and Analysis Plan of the Alveolar Recruitment for ARDS Trial (ART): Study Protocol for a Randomized Controlled Trial. Trials 2012; 13:153.
- Boles JM, Blon J, Connors A, et al. Task Force: Weaning from Mechanical Ventilation. Eur Respir J 2007; 29:1033-1056.
- Brochard L, Thille AW, Lyazidi A, Cabello B, Galia F. Reduction of Patient-Ventilator Asynchrony by Reducing Tidal Volume During Pressure-Support Ventilation. Intensive Care Medicine 2008; 34:1477-1486.
- Brochard L, Thille AW, Rodriguez P, Cabello B, Lellouche F. Patient--Ventilator Asynchrony During Assisted Mechanical Ventilation. Intensive Care 2006; 32:1515-1522.
- Carvalho RR. Ventilação Mecânica. São Paulo: Atheneu 2003; 1:57-146.
- Chiumello D, Pelosi P, Calvi E, Bigatello LM, Gattinoni L. Different Modes of Assisted Ventilation in Patients with Acute Respiratory Failure. Eur Respir J 2002; 20(4):925-933.

- Colombo D, et al. Efficacy of Ventilator Waveforms Observation in Detecting Patient-Ventilator Asynchrony. Critical Care Medicine 2011; 39(11):2452-2457.
- Cracel N, Sandri P. Galassi S, Guimarães H. Manejo da Ventilação Mecânica. In: Sandri P, Guimarães H, eds. Manual Prático de Fisioterapia no Pronto-socorro e UTI. São Paulo: Atheneu 2014; 227-236.
- de Wit M. Monitoring of Patient-Ventilator Interaction at the Bedside. Respir Care 2011; 56(1):61-68.
- Dhand R, et al. Dose-response to Bronchodilator Delivered by Metered-dose Inhaler in Ventilator-supported Patients. Am J Respir Crit Care Med 1996; 154(2 Pt 1):388-393.
- Dhand R, Tobin MJ. Inhaled Bronchodilator Therapy in Mechanically Ventilated Patients. Am J Respir Crit Care Med 1997; 156(1): 3-10.
- Dhand R. Ventilator Graphics and Respiratory Mechanics in the Patient with Obstructive Lung Disease. Resp Care 2005; 50:246-261.
- Diretrizes Brasileiras de Ventilação Mecânica – Associação de Medicina Intensiva Brasileira – AMIB e Sociedade Brasileira de Pneumologia e Tisiologia – SBPT 2013; 136.
- Frazier SK, Stone KS, et al. Hemodynamic changes During Discontinuation of Mechanical Ventilation in Medical Intensive Care Unit Patients. Am J Crit Care 2006; 15(6):580-593.
- Georgopoulos D, Prinianakis G, Kondili E. Bedside Waveforms Interpretation as a Tool to Identify Patient – Ventilator Asynchronies. Intensive Care Med 2006; 32:34-47.
- Goldwaser R, Farias A, Freitas EE, et al. III Consenso de Ventilação Mecânica: Desmame e Interrupção da Ventilação Mecânica. J Bras Pneumol 2007; 33(Supl 2):S128-S36.
- Guimarães et al. Posicionamento para Ressuscitação Cardiopulmonar de Pacientes com Diagnóstico ou Suspeita de COVID-19 – 2020. Arq Bras Cardiol. 2020; 114(6):1078-1087
- Guyton AC, Hall JE. Tratado de Fisiologia Médica. 12. ed. Rio de Janeiro: Elsevier, 2011.
- http://cursos.somiti.org.br/arquivos/upload_download/arquivo_upload_20200507011754.pdf

- https://ics.ac.uk/ICS/ICS/News_Statements/Prone_Positioning_in_Adult_Critical_Care_.aspx
- Iotti GA, Braschi A. Monitorização da Mecânica Respiratória. São Paulo: Atheneu, 2004.
- Ísola A. Ventilação Mecânica Invasiva – Princípios Básicos. In: Guimarães H, Assunção M, Carvalho F, Japiassú A, Veras K, Nácul F, Reis H, Azevedo R. Manual de Medicina Intensiva. São Paulo: Atheneu 2014; 463-480.
- Jellinek HH, et al. Influence of Positive Airway Pressure on the Pressure Gradient for Venous Return in Humans. J Appl Physiol 2000; 88(3):926-932.
- Jezler S. Ventilação Mecânica na doença Pulmonar Obstrutiva Crônica (DPOC) Descompensada. J Bras Pneumol 2007; 33(Supl 2):S111-S118.
- Júnior V, Chaves D. Admissão do Paciente na Ventilação Mecânica. In: Sandri P, Guimarães H, eds. Manual Prático de Fisioterapia no Pronto-socorro e UTI. São Paulo: Atheneu 2014; 223-226.
- Júnior V, Chaves D. Montagem do Ventilador Mecânico. In: Sandri P, Guimarães H, eds. Manual Prático de Fisioterapia no Pronto-socorro e UTI. São Paulo: Atheneu 2014; 217-222.
- Labeau SO, Van de Vyver K, Brusselaers N, Vogelaers D, Blot SI. Prevention of Ventilator – Associated Pneumonia with Oral Antiseptics: a Systematic Review and Meta-analysis. Lancet Infect Dis 2011; 11(11):845-854.
- Leung P, Jubran A, Tobin MJ. Comparison of Assisted Ventilator Modes on Triggering, Patient Effort, and Dyspnea. Am J Respir Crit Care Med 1997; 155(6):1940-1948.
- Levitzky MG. Pulmonary Physiology. 7th. McGraw-Hill, 2007.
- Loring SH, Garcia-Jacques M, Malhotra A. Pulmonary Characteristics in COPD and Mechanisms of Increased Work of Breathing. J Appl Physiol 2009; 107:309-314.
- MacIntyre NR. Patient-ventilator Interactions: Optimizing Conventional Ventilation Modes. Respir Care 2011; 56(1):73-81.

- Marini JJ, Rodriguez RM, Lamb V. The Inspiratory Workload of Patient-initiated Mechanical Ventilation. Am Rev Respir Dis 1986; 134(5):902-909.
- Marino PL. ICU Book, 3th. ed. Lippincott Williams & Wilkins 2007; 403-420.
- Martinez JAB, Padua AI, Terra FJ. Dispneia. Medicina, Ribeirão Preto 1994; 27:83-92.
- Mutlu GM, Mutlu EA. Complications in Patients Receiving Mechanical Ventilation. Chest 2001; 119:1222-1241.
- Nilsestuen JO, Hargett KD. Using Ventilator Graphics to Identify Patient-ventilator Asynchrony. Respir Care 2005; 50(2):202-232.
- Pelosi P, Ferguson MD, Frutos-Vivar F, et al. Management and Outcome of Mechanically Ventilated Neurologic Patients. Crit Care Med 2011; 39(6):1482-1492.
- Pereira E, Morato J. Assincronias da Ventilação Mecânica. In: Sandri P, Guimarães H, eds. Manual Prático de Fisioterapia no Pronto-socorro e UTI. São Paulo: Atheneu 2014; 237-244.
- Peters JI, Stupka JE, Singh H, et al. Status Asthmaticus in the Medical Intensive Care Unit. A 30-year Experience. Respir Medicine 2012; 106:344-348.
- Portal: https://eephcfmusp.org.br/portal/coronavirus-19/
- Ranieri VM, Rubenfeld GD, Thompson BT, et al. Acute Respiratory Distress Syndrome: the Berlin Definition. JAMA 2012; 307(23):2526-2533.
- Ranieri VM, Rubenfeld GD, Thompson BT, et al. Acute Respiratory Distress Syndrome: the Berlin Definition. JAMA 2012; 307(23):2526-2633.
- Ruiz RM, Bigatello L, Hess D. Mechanical Ventilation. In: Critical Care Handbook of the Massachussets General Hospital. Lippincott Williams & Wilkins 2000; 80-98.
- Sandri P, Morato J, Galassi M, Guimarães H, eds. Manual Prático de Ventilação Mecânica em Pronto-socorro e UTI. São Paulo: Atheneu 2014; 230.

- Sandri P, Morato J, Guimarães H. Principais Fórmulas e Cálculos. In: Sandri P, Guimarães H, eds. Manual Prático de Fisioterapia no Pronto-socorro e UTI. São Paulo: Atheneu 2014; 145-152.
- Santanilla JI, Daniel B, Yeow ME. Mechanical Ventilation. Emerg Med Clin North Am 2008; 26(3):849-862.
- Scott K, Epstein MD. How Often Does Patient-ventilator Asynchrony Occur and what are the Consequences? Respiratory Care 2011; 56(1):25-38.
- Serpa Neto A, Cardoso SO, Manetta JA, et al. Association Between use of Lung-protective Ventilation with Lower Tidal Volumes and Clinical Outcomes Among Patients without Acute Respiratory Distress Syndrome: a Meta-analysis. JAMA 2012; 308:1651-1659.
- Slutsky, S. S. Mechanical Ventilation: State of the Art. Mayo Clin Proc. n September 2017;92(9):1382-1400
- Taccone P, Pesenti A, Latini R, et al. Prone Positioning in Patients with Moderate and Severe Acute Respiratory Distress Syndrome: a Randomized Controlled Trial. JAMA 2009; 302(18):1977-1984.
- Tobin MJ. Principle and Pratice of Mechanical Ventilation. 2. ed. New York: McGraw-Hill, 2006.
- Ventilation with Lower Tidal Volumes as Compared with Traditional Tidal Volumes for Acute Lung Injury and the Acute Respiratory Distress Syndrome. The Acute Respiratory Distress Syndrome Network. N Engl J Med 2000; 342(18):1301-1308.
- Weingart SD. Managing Initial Mechanical Ventilation in the Emergency Department. Ann Emerg Med. 2016 Nov;68(5):614-617.

# Índice Remissivo

**Obs.:** números em *itálico* indicam figuras; números em **negrito** indicam tabelas e quadros.

## A

## D

## E



## F

## G



## H

## I



## J



## L



## M

## N

# O



# P

## R



## S

# T



# U



# V